Gesundheit in Wort & Bild

Die Ratgeber der Reihe »Gesundheit in Wort & Bild« erklären in leicht verständlicher Form häufige Krankheiten und gesundheitliche Störungen. Jeder Band enthält wertvolle Anregungen, Tips und Hinweise zur gesunden Lebensführung und ein umfangreiches Bildmaterial, das Abläufe und Zusammenhänge beim Krankheitsgeschehen verdeutlicht. Außerdem erfahren Betroffene, welche Möglichkeiten zur Vorbeugung und Selbsthilfe ihnen zur Verfügung stehen. Eine Übersicht über die bisher erschienenen Ratgeber dieser Reihe finden Sie auf den letzten Seiten dieses Bandes.

Wichtiger Hinweis

Die medizinische Wissenschaft entwickelt sich ständig weiter. Forschung und klinische Erfahrungen führen zu neuen Erkenntnissen, insbesondere bei der Behandlung mit Medikamenten. Soweit in diesem Buch deren Anwendung und Dosierung erwähnt wird, entsprechen diese Angaben dem Wissensstand bei Drucklegung dieses Werkes. Wir weisen aber darauf hin, daß eine Haftung für die Richtigkeit nicht übernommen werden kann. Wir bitten daher alle Leser, die Beipackzettel der verwendeten Medikamente genau zu studieren, ob die dort gegebenen Empfehlungen für die Dosierung, die Warnhinweise und Kontraindikationen eventuell gegenüber den Angaben in diesem Buch abweichen. Fragen Sie im Zweifelsfall immer Ihren Arzt oder Ihren Apotheker.

Gesundheit in Wort & Bild

Cholesterin

das unterschätzte Risiko

von Helga Vollmer, M.A.
Wissenschaftliche Mitarbeit:
Professor Dr. med. H.-U. Klör

WORT & BILD VERLAG

Die Ratgeber-Reihe »Gesundheit in Wort & Bild«
wurde entwickelt in Zusammenarbeit mit:
TR-Verlagsunion, München,
Deutsches Grünes Kreuz, Marburg,
Bundesvereinigung für Gesundheit (BfGe), Bonn,
Deutsche Zentrale für Volksgesundheitspflege, Frankfurt.

ISBN 3-927216-22-4
4., überarbeitete Auflage 1993

Lektorat: Elke Schurr
Druck: Bruckmann, München

Inhalt

Inhalt

Cholesterin – dem Laien bis vor wenigen Jahren noch vielfach unbekannt – hat sich als einer der Hauptfaktoren bei der Entstehung von Herz- und Kreislaufkrankheiten entpuppt. Und wieder zeigt sich: Unser Problem ist nicht ein Mangel, sondern der Überfluß. Cholesterin ist lebensnotwendig, wird vom Körper produziert und ist Ausgangsprodukt für eine Reihe lebenswichtiger Substanzen. Cholesterin wird nur zum Problem, wenn es im Körper aus dem Gleichgewicht gerät. Dazu trägt unsere heutige Lebensweise entscheidend bei.

Was allerdings als idealer Cholesterinwert angenommen wird, ist so leicht nicht zu beantworten. Gewiß können wir nicht die Durchschnittswerte in unserer Überflußgesellschaft als erstrebenswert bezeichnen. Der Trend in den Empfehlungen zeigt eine deutlich fallende Tendenz, und dieser Trend wird sich meiner Meinung nach auch fortsetzen. Für Sie, lieber Leser, empfehle ich, Ihren Cholesterinwert und seine Bedeutung zu kennen, aber sich nicht zu sehr auf Zahlen zu fixieren. Ein gesunder Cholesterinspiegel folgt fast immer einem gesunden und ausgewogenen Lebensstil.

So sollte auch die Prävention bzw. Gesundheitspflege beim Lebensstil ansetzen. Der Mensch ist mehr als die Summe der in uns anfallenden chemischen Reaktionen. Neben Vererbung und Ernährung wirken sich auch Faktoren wie seelisches Gleichgewicht, Bewegung in frischer Luft und Sonnenschein sowie Entspannung auf unsere Gesundheit aus. Für ein ganzheitliches Gesundheitsverständnis setzt sich deshalb der Deutsche Verein für Gesundheitspflege e.V. (DVG) seit seiner Gründung im Jahre 1899 ein. Kostenlose Informationen über den Verein können Sie bei der DVG-Zentralstelle anfordern.

Der DVG begrüßt die Herausgabe dieses informativen und umfassenden Ratgebers. Er wird zur Eigenverantwortlichkeit des Bundesbürgers auch im gesundheitlichen Bereich beitragen. Gleichzeitig zeigt dieses Buch Wege der ärztlichen Behandlung, den Cholesterinspiegel effektiv zu senken, falls Veränderungen des Lebensstils nicht ausreichen sollten.

Für Ihre Gesundheit Verantwortung zu übernehmen, erhöht Ihre Lebensqualität. Dieser Ratgeber leistet dazu einen wichtigen Beitrag.

Klaus Irrgang
Doctor of Health Science, Loma Linda University
Master in Science of Public Health, Loma Linda University
Fachreferent des Deutschen Vereins für
Gesundheitspflege e.V.

DVG-Zentralstelle
Senefelderstraße 15
7302 Ostfildern

Vorwort

Seit den Nachkriegsjahren sind Herz- und Kreislauferkrankungen die führende Todesursache in allen industriell hochentwickelten Ländern der Erde, so auch bei uns in der Bundesrepublik Deutschland. Die Ursache hierfür ist das Überhandnehmen der Arteriosklerose, einer langsam fortschreitenden Erkrankung der großen Blutgefäße, die schließlich zum plötzlich einsetzenden katastrophalen Ereignis wie etwa einem Herzinfarkt, einem plötzlichen Verschluß der Beingefäße oder einem Hirnschlag führen kann. Im Gegensatz etwa zu den zahlreichen anderen schweren chronischen Krankheiten kann der betroffene Patient selbst wesentlich dazu beitragen, die Ausprägung und das Fortschreiten dieser Erkrankung zu unterdrücken. Forschungsergebnisse der letzten 30 Jahre haben eindeutig erwiesen, daß in der überwiegenden Zahl der Fälle die Arteriosklerose durch Änderung der Lebensgewohnheiten vermeidbar wird. Dies setzt allerdings ein optimales Verhalten des Patienten und ein Verständnis für seine Erkrankung bzw. deren Verhütung voraus. Es ist daher Ziel des vorliegenden Buches, ein solches Verständnis des Krankheitsprozesses und seiner Entstehung zu fördern. Ohne diese Grundkenntnisse über die Arteriosklerose fällt es dem betroffenen Patienten in der Regel schwer, seine schlechten Lebensgewohnheiten, insbesondere seine falsche Ernährungsweise auf Dauer zu ändern. Einen breiten Raum nimmt daher in dieser Darstellung die Erklärung der Zusammenhänge zwischen den sogenannten Risikofaktoren und der Arteriosklerose ein. Es soll das aufklärende Gespräch durch den Arzt, das oft notwendigerweise nur kurz sein kann, sinnvoll ergänzen und vertiefen. Aber auch demjenigen, der sich noch gesund fühlt und der noch nichts von dieser heimtückischen Krankheit spürt, soll dabei geholfen werden, seine individuellen Risiken zu entdecken und sie aktiv zu bekämpfen.

Prof. Dr. H. U. Klör
III. Medizinische Klinik
und Poliklinik der
Justus-Liebig-Universität
Gießen

Wir, die hochzivilisierten Bewohner der Industrieländer, essen uns systematisch zu Tode. Das klingt schrecklich, ist aber Tatsache. Über die Hälfte unserer Bevölkerung stirbt nicht etwa an Krebs, sondern an Arteriosklerose und deren Folgekrankheiten: Herz-Kreislauf-Erkrankungen, Herzinfarkt oder Schlaganfall.

Risiko: Arteriosklerose

Und dies nur, weil wir zu viel essen? Nein, vor allem, weil wir uns falsch ernähren, weil wir Lebensgewohnheiten entwickelt haben, die unserem Organismus schaden. Dabei wäre alles so einfach: Für die meisten von uns genügt eine Umstellung der Eßgewohnheiten und eine Verminderung der Risikofaktoren, um nicht nur das Fortschreiten der Arteriosklerose zu stoppen, sondern auch, um eine möglicherweise vorhandene Arteriosklerose zurückzubilden.

Hauptursache: Falsche Ernährung

Eine Arteriosklerose wächst nämlich langsam über Jahre und Jahrzehnte heran, ohne daß man sie spürt, ohne daß man irgendwelche Beschwerden hätte. Bis es plötzlich zu spät ist, bis man einen Infarkt erleidet oder einen Schlaganfall.

Dieser langsame Verlauf des Arterioskleroseprozesses hat andererseits den Vorteil, daß es jedem von uns ab sofort möglich ist, die Entstehung einer Arteriosklerose zu stoppen. Ja, wir haben manchmal sogar die Chance, unsere verhärteten Gefäße wieder zu »entkalken« und unsere Arterienwände von den Fett- und Schadstoffablagerungen zu befreien, bevor sie total verstopfen und sich Blutpfröpfe bilden.

»Entkalkung« möglich

Unsere Ernährung umstellen, unsere Lebensgewohnheiten? Keine Sorge, dies ist kein Buch, das Ihnen angst macht. Dies ist kein Buch der Verzichte und Einschränkungen. Auch wenn Sie manchmal Formulierungen wie »Man sollte«, »Sie müssen« oder »Sie sollten nicht« lesen werden. Dieses Buch wird Ihnen erklären, was eine Arteriosklerose ist, wie sie entsteht, was passiert. Sie werden erfahren, warum Sie Ihren Cholesterinspiegel messen lassen »sollten« und was es mit dieser magischen Zahl »Cholesterin 200« auf sich hat.

Magische Zahl 200

Gleichzeitig werden Sie merken, daß Cholesterin nicht unser Todfeind ist, sondern zum Leben notwendig. Und Sie werden erfahren, was dennoch passiert, wenn wir ständig zu viel Fett zu uns nehmen und dann auch noch die falschen Fette. Bald werden Sie wissen, welche Fette harmlos sind, welche gut für uns und welche gefährlich. Sie lesen hier kein Buch der Verbote, sondern der Gebote – einen »Wegweiser« zur richtigen Ernährung, zur Mobilisierung unserer Gesundheit und zur Erhaltung eines langen und gesunden Lebens.

Wir könnten 120 Jahre alt werden

Die Organe eines Menschen haben nach neuesten amerikanischen Studien eine Lebensspanne von etwa 120 Jahren. Unser Durchschnittsalter liegt jedoch bei Mitte 70.

In einem Hochtal des pakistanischen Karakorum-Gebirges lebt das Volk der Hunzas. Sie werden fast alle über 100 Jahre alt. Sie schleppen Lasten bis auf 7000 Meter Höhe, schwimmen durch kalte Gewässer und laufen weite Strecken zu Fuß. Sie sind weder

Vegetarier noch Nichtraucher noch Abstinenzler. Trotzdem kennen sie keine Herz- und Gefäßkrankheiten, keinen Infarkt und keinen Krebs. Ihre Ernährung ist ausgewogen und vitaminreich. Sie leiden weder unter Bewegungsmangel noch unter Streß oder Hektik. Sie leben einfach, gesund und zufrieden.

Arteriosklerose muß nicht sein

Bei uns dagegen stirbt kaum jemand an den Folgen des natürlichen Verschleißes, an Altersschwäche. Nein, mehr als jeder zweite von uns stirbt an den Folgen der Arteriosklerose, an einer Krankheit, die gar nicht sein müßte, wenn...

Ja, wenn Sie weiterlesen, werden Sie erfahren, wie Sie gesund bleiben können, wie Sie Ihre Adern, Ihren Kreislauf »jung« erhalten.

In der Umgangssprache hören wir oft Sätze wie »Der ist doch verkalkt« oder »Du leidest wohl unter Arterienverkalkung«. Damit gemeint ist Vergeßlichkeit, ein Nachlassen der Denkfähigkeit und der Gehirntätigkeit.

Umbauprozesse des Alterns

Nun, es gibt sie tatsächlich, die Arterienverkalkung. Sie ist im Grunde genommen ein ganz natürlicher Alterungsprozeß. Schon beim Kleinkind beginnen Umbauprozesse in allen Bereichen der Schlagadern, der Arterien also. Mit zunehmendem Alter schreiten diese Umbau- und auch Abbauprozesse immer rascher fort: Die Gefäßwände werden unelastischer und infolgedessen auch härter. »Schlacken« sammeln sich im Laufe der Zeit an und lagern sich an den Gefäßwänden ab, machen sie dadurch weniger durchgängig. Das Blut kann nicht mehr so zügig und ungehindert fließen. Dieser Alterungsprozeß betrifft nicht allein das Gehirn, sondern den gesamten Organismus. Aber solche Funktionsstörungen sind – wie bei einer Maschine – Verschleißerscheinungen, altersbedingt und eigentlich keine Krankheit, vor allem keine Arteriosklerose im eigentlichen Sinn.

Gesamter Organismus betroffen

Der Alterungs- und Abbauprozeß der Gefäße ist jedoch nicht nur altersbedingt. Er hängt auch davon ab, wie man lebt. Wer sich jahrzehntelang falsch ernährt, raucht, zu viel trinkt, wer zu dick ist, Hochdruck hat und möglicherweise auch noch zuckerkrank ist, wer sich ständig unguten Streß zumutet, wer – alles in allem – dauernd Raubbau mit seiner Gesundheit treibt, bei dem verschleißen die Körperfunktionen und Kräfte schneller, auch – und das kann sich oft erst nach Jahren herausstellen – die

Risiken für die Gesundheit

Gefäße. Denn wie rasch und intensiv der Alterungsprozeß, die Verhärtung und Verschlackung der Arterien abläuft, hängt von deren Ernährung ab: Lagern sich an den Innenwänden der Gefäße konzentriert viele Schadstoffe und extrem viel Cholesterin ab, werden die Gefäße nicht mehr richtig ernährt, dann schreitet die »Arterienverkalkung« sehr schnell voran.

Verengung der Arterien

Die Arterien, die ja den Druck des frisch aus dem Herzen gepumpten Blutes auffangen, regulieren und dieses Blut in verschiedene Bereiche des Körpers transportieren sollen, sind dafür nicht mehr weit und elastisch genug. An den Innenwänden bleiben immer neue Ablagerungen hängen und verstopfen den Durchfluß. Thromben (Blutpfröpfe) entstehen, die Versorgung der nachfolgenden Arterien und damit der restlichen Körperteile wird immer komplizierter. Kommen dazu noch Schadstoffe und zuviel »schlechtes Fett«, dann verkalken die Arterien vorzeitig. Eine Arteriosklerose bildet sich aus, bis eines Tages eine oder mehrere Arterien total verstopft sind und kein Blut mehr fließen kann: Herzinfarkt, Schlaganfall, Gefäßverschluß am Bein können die Folge sein.

Herzinfarkt vermeiden

Dabei wissen wir, daß jeder vierte Herzinfarkt vor dem 65. Lebensjahr vermeidbar wäre. Man sollte also nicht warten, bis es zu spät ist, sondern Vorsorge treffen – so früh wie möglich, am besten, es überhaupt nicht dazu kommen lassen.

Eine Arteriosklerose entwickelt sich nämlich nicht von einem Tag zum anderen. Ein solcher Prozeß

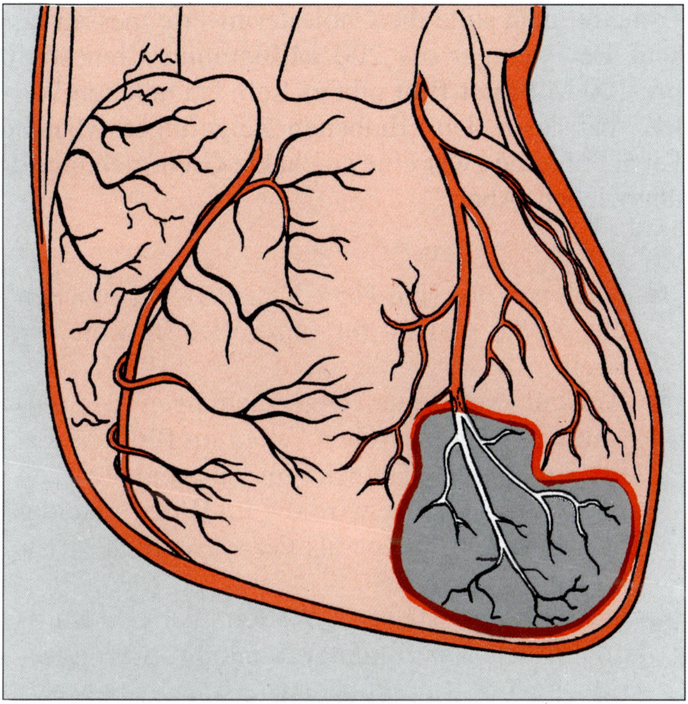

Herzinfarkt: Ein Teil des Herzmuskels stirbt ab

Die leise Gefahr

dauert Jahre, oft Jahrzehnte. Und was das Fatale daran ist – der Betroffene spürt sehr lange Zeit nichts davon. Er leidet unter keinerlei Funktionsstörungen, weist keine Anzeichen von Krankheiten auf, spürt keinerlei Beschwerden – bis es zum Infarkt kommt.

Cholesterinwerte messen lassen

Wie kann man jedoch wissen, ob sich eine Arteriosklerose entwickelt? Nun, da geistert seit einiger Zeit eine Zahl herum, in den Gesprächen mit dem Arzt, in Veröffentlichungen der Presse, in Sendungen des Fernsehens: 200 Cholesteringehalt im Blut.

Grenzwert 200

Es heißt, man solle die Cholesterinwerte messen lassen: Bei weniger als 200 Milligramm Cholesterin pro 100 Milliliter Blut gibt es Lob, bei höheren Werten sozusagen den erhobenen Zeigefinger. Manche Kritiker halten zwar eine so exakte Grenzziehung für übertrieben. Aber:

- Nach wie vor sind Herz-Kreislauf-Krankheiten die größte Gefahr für unser Leben, weit vor Krebs.
- Anhand weltweiter Untersuchungen der Zusammenhänge zwischen Fetten im Blut und Erkrankungen des Herzens im Zusammenwirken mit Arteriosklerose wird die im Blut vorhandene Cholesterinmenge als der wesentliche Risikofaktor angesehen.
- Dieses Risiko steigt ab Werten über 200 Milligramm Cholesterin und/oder 200 mg Triglyceride pro 1 dl Blut rapide an.
- Wissenschaftler aus aller Welt haben sich deshalb entschlossen, die »200« als allgemeingültigen Grenzwert zwischen Gut und Böse festzusetzen.

Der Körper braucht Cholesterin

Doch ganz so einfach ist das mit dem Cholesterin auch wieder nicht. Unser Körper benötigt nämlich diesen Stoff, den wir zum Teil über die Nahrung zu uns nehmen. Man kann ihn also nicht einfach weglassen. Aber lassen wir zunächst das Cholesterin beiseite. Über den Zusammenhang zwischen Arteriosklerose und Cholesterin erfahren wir in einem späteren Kapitel mehr.

Zurück zur Arteriosklerose:
Die Entstehung einer Arteriosklerose kann lange dauern, wie wir inzwischen wissen. Der Nachteil ist, daß wir nicht spüren, ob sich bei uns eine Arteriosklerose bildet. Dies hat aber auch einen Vorteil, den wir uns zunutze machen sollten: Wir können einer Arteriosklerose nicht nur vorbeugen, sondern wir können sie zum Stillstand bringen – ja, sie oft sogar rückgängig machen. Das bedeutet, jeder von uns kann aktiv einem plötzlichen Herz- oder Hirntod vorbeugen: durch gezielte richtige Ernährung und, wenn nötig, mit bestimmten Medikamenten. Wie und mit welchen Methoden, wird in den folgenden Kapiteln beschrieben.

Vorbeugung möglich

Arteriosklerose gilt als »Wohlstandskrankheit«, weil in erster Linie die Bewohner von Industriestaaten davon betroffen sind. Den Begriff »Arteriosklerose« kennt man allerdings schon rund 150 Jahre. Bereits im Jahre 1833 nannte der Straßburger Gynäkologe und Pathologe Johann Friedrich Lobstein (1777–1835) eine Verhärtung (griechisch: »skleros« = hart) der Schlagadern »Arteriosklerose«.

Wohlstandskrankheit

Die Arterien und ihre Funktionen

Um all die Vorgänge, die bei der Entwicklung einer Arteriosklerose in unserem Körper ablaufen, richtig verstehen zu können und unsere Konsequenzen daraus zu ziehen, sollten wir einen Blick auf die Arterien und ihre Funktionen werfen.

Gefahr für die Arterien

Kennzeichen der Arteriosklerose sind nämlich:

- Verhärtung
- Verlust der Elastizität
- Verengung

der Schlag- oder Pulsadern durch Ablagerungen.

Versorgungssystem Arterie

Was passiert dabei? Für seine Versorgung benötigt unser Organismus eine ausreichende Durchblutung. Dafür sind Herz und Gefäße, die ein in sich geschlossenes System darstellen, verantwortlich.

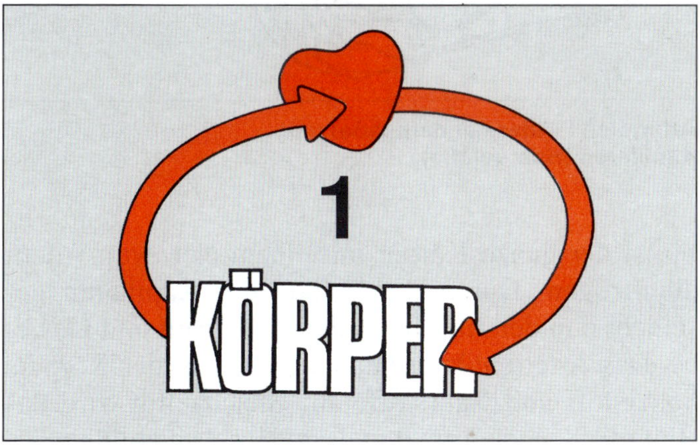

Wie funktioniert dieses System? Gehen wir vom Herzen aus und vergleichen es mit einer Pumpstation. In Stößen pumpt es die Blutflüssigkeit durch die

Pumpstation Herz

Schlagadern in alle Körperteile; zunächst in die Hauptbahnen, die großen Arterien. Sie reichen in den Kopf, ziehen sich durch den Leib in die einzelnen Körperteile, in Arme und Beine. Von diesen »Hauptstraßen« zweigen kleinere Arterien ab bis zu den Arteriolen, davon noch kleinere »Straßen«, die Haargefäße oder Kapillaren.

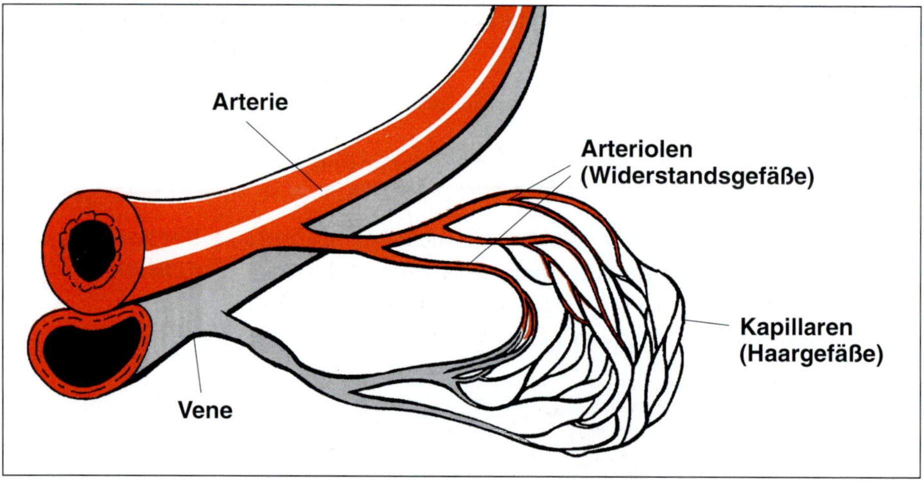

Arteriolen (Widerstandsgefäße) und Kapillaren (Haargefäße)

So ist der ganze Körper mit einem Netz von Adern durchzogen. Durch die Wände der Kapillaren geschieht nun der Austausch zwischen Blut und Gewebe. Das Arterienblut gibt an die Gewebe des Körpers Sauerstoff und Nährstoffe ab. Gleichzeitig wird das Blut mit Kohlendioxyd und Stoffwechselabfällen beladen. Über die venösen Kapillaren wird das Blut in immer größere Venen in den rechten Vorhof des Herzens geleitet.

Versorgung und Entsorgung

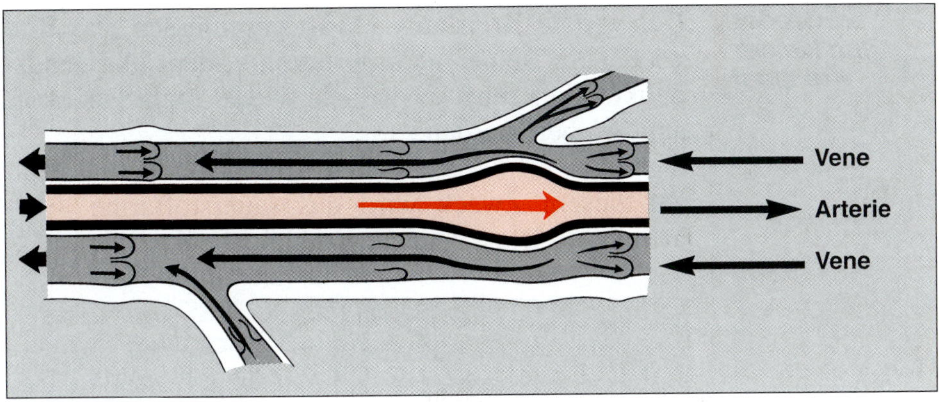

Bluttransport in den Venen

Die Venen liegen mit den zugehörigen Arterien in einer gemeinsamen Hülle aus Bindegewebe. Hier wird der Pulsationsdruck von der Arterie auf die Vene übertragen und eine Pumpwirkung erzielt. Den Rückfluß des Blutes in den Venen verhindern Venenklappen. Sie wirken wie Ventile und lassen das Blut nur in Herzrichtung passieren.

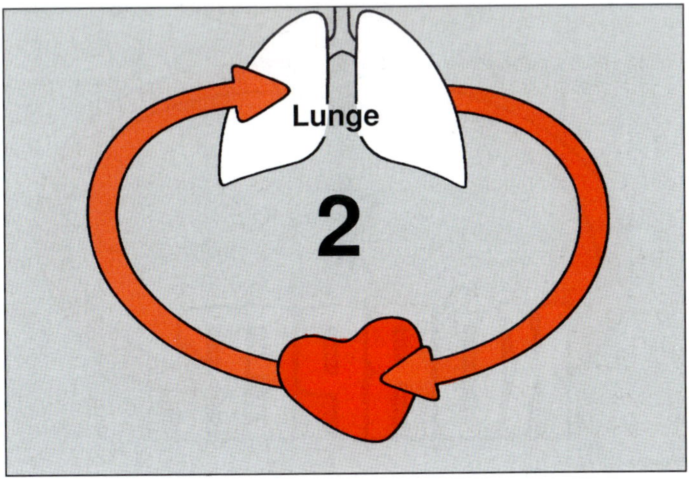

Großer und kleiner Kreislauf

Der »große Kreislauf« (1) ist geschlossen, das Blut wieder in seiner »Pumpstation«, dem Ausgangspunkt. Nun muß es jedoch wieder mit Sauerstoff angereichert werden.

Zu diesem Zweck wird das sauerstoffarme »verbrauchte« Blut über den »kleinen Kreislauf« (2)

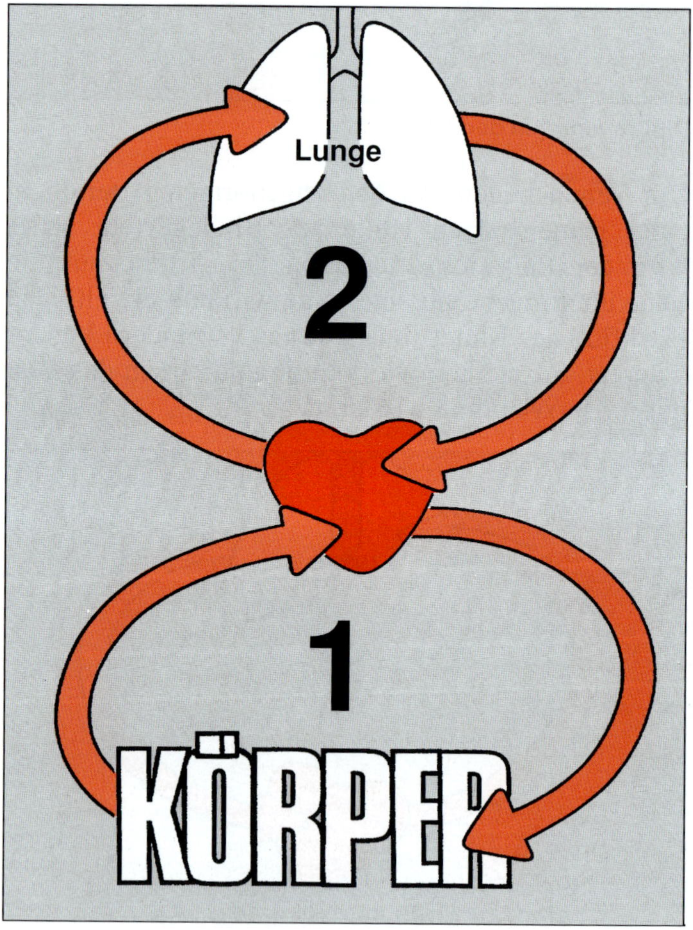

(siehe Abb. S. 25 und S. 26) in die Lungen gepumpt, dort mit neuem Sauerstoff versorgt und zurück zum Herzen in die linke Herzkammer geleitet. Diese pumpt das jetzt wieder arterielle Blut erneut über den »großen Kreislauf« in die Schlagadern.

Gasaustausch in der Lunge

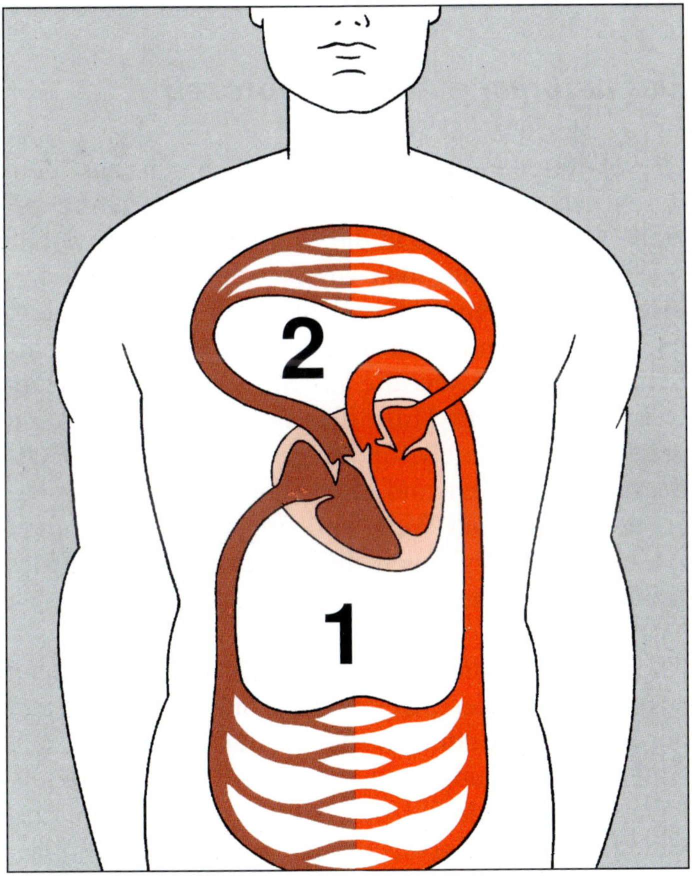

Die Arterien müssen also den durch den Pumpvorgang des Herzens entstandenen Druck auffangen und das Blut mittels ihrer elastischen Kräfte reguliert

Der ganze Körper wird versorgt

weiterleiten: Ungefähr fünf Prozent an das Herz selbst und seine ernährenden Herzkranzgefäße; etwa 20% des Blutvolumens gehen zu den Nieren, 24% an Leber- und Magen-Darm-Trakt, ein Fünftel an die Skelettmuskulatur und rund 13% benötigt das Gehirn.

Der natürliche Alterungsprozeß

Struktur der Adern

Die Arterien selbst werden von innen aus dem durchfließenden Blut versorgt, von außen durch spezielle Gefäße, die bis in die Mitte der Arterienwände reichen. Dazu muß man wissen, daß die Arterien in ihrer Struktur einem Kabel gleichen und in Schichten angelegt sind: Von der äußeren Hülle wird eine Schicht umschlossen, die aus Muskeln und Bindegewebe besteht. Mit Hilfe dieser Muskelschicht kann die Weite der Gefäße und in den Arteriolen der Widerstand verändert und damit der Blutdruck gesteuert werden. Durch Weit- und Engstellen bestimmter Abschnitte erfolgt auch die gezielte Verteilung des Blutes in einzelne Körperregionen und Organe.

Durchlässige Gefäßinnenhaut

Nach innen ist die Arterie mit einer Gefäßinnenhaut ausgekleidet. Diese Gefäßinnenhaut (Endothel) läßt normalerweise nur gelöste Bestandteile aus dem Blut zur Ernährung an die anderen Schichten durch. Ist aber das Endothel beschädigt, durch einen Entzündungsherd beispielsweise, so können Blutplasma, Fettstoffe und Eiweißkörper ungefiltert bis zu den Muskel- und Bindegewebszellen der Arterienrohre gelangen. Dort werden sie so lange gespeichert, bis die Speicherkapazität erschöpft ist.

»Schlacken« lagern dort, bilden Herde, verdicken sich immer mehr, behindern die Versorgung der Arterienwände und den Abtransport von Stoffwechselprodukten. Bei diesen einfachheitshalber so bezeichneten »Schlacken« handelt es sich um komplexe Kohlenhydrate, Blut und Blutprodukte und um fibröses Gewebe.

Verhärtung der Arterien

Die Arterienwände verhärten, die angelagerten Platten und Herde wachsen an, eine Arteriosklerose macht sich breit. Natürlich unterliegen alle Arterien auch einem Alterungsprozeß: Der Abtransport von Stoffwechselprodukten verläuft langsamer, weil die Schlagadern nicht mehr so elastisch, die Gefäßrohre dicker geworden sind und sich als Folge der jahrelangen Druckwellen durch hineingepumptes Blut gedehnt haben. Außerdem lagern sich im Laufe der Zeit immer mehr kalkhaltige organische Substanzen ab, vor allem auch überschüssiges Cholesterin. Dies ist – wie bereits gesagt – aber nicht mit dem Krankheitsbild »Arteriosklerose« gleichzusetzen. Die Arteriosklerose zeigt sich an **bestimmten** Stellen, der Alterungsprozeß hingegen verbreitet sich gleichmäßig mehr oder weniger rasch in **sämtlichen** Arterien.

Plaques an den Wänden

Bei der Bildung einer Arteriosklerose lagern sich nämlich »Plaques«, das sind beet- oder herdförmige Platten, an bestimmten Stellen der Arterienwände an und verändern das Gewebe. Dort, wo das Endothel empfindlich oder geschädigt ist, entstehen Entzündungsprozesse, sobald gewebefeindliche Substanzen in die Arterienwände dringen. An anderen Stellen, wo die Wände verhärtet und deswegen mit Sauerstoff und Nährstoffen unterversorgt sind, bilden sich Nekrosen (lokaler Gewebstod).

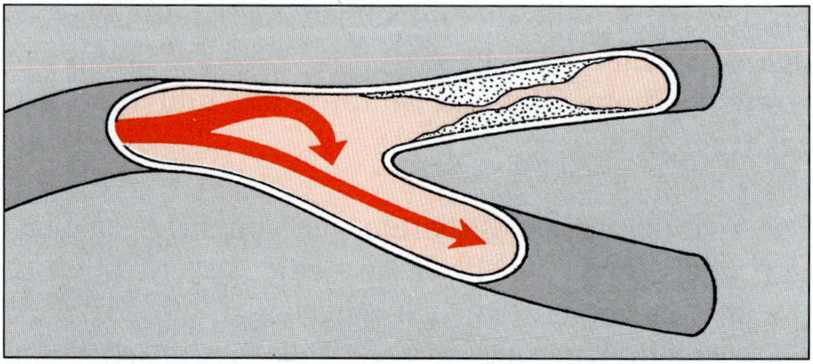

Verengung einer Arterie durch Ablagerungen (Arteriosklerose) und Behinderung des Blutflusses in der Ader

Fett, Schlacken, Cholesterin

Für die Arteriosklerose typisch sind die Ablagerungen aus Fett, »Schlackenstoffen« und Cholesterin. Man nennt sie Atherome. Sie sehen weiß-gelblich aus und »kleben« wie ein Mehlbrei zunächst an der Gefäßinnenhaut. Daher auch ihr Name: »athere« ist das griechische Wort für Brei. Nach und nach können diese Ablagerungen die Arterieninnenwände so durchsetzen, daß schwere Funktionsstörungen entstehen: Erweichung oder Verhärtung der Wände oder Gefäßverschlüsse. Dies führt schließlich zu Blutungen, Bindegewebswucherungen, Verkalkungen und Thrombosen.

Langsamer Prozeß

Wie schon erwähnt, verläuft der Prozeß einer Arteriosklerose jedoch in zahlreichen Phasen ohne Zeitbegrenzung. Das heißt, Frühformen, ja sogar fortgeschrittene Verletzungen des Endothels können auch wieder abheilen – beispielsweise bei entsprechender Schonung und Ernährungsumstellung.

Dieser Prozeß kann aber sehr schnell fortschreiten bei demjenigen, der sein Blut weiterhin mit »Schlacken«, mit »falschem Fett« und anderen Schadstoffen belastet.

Beginn der Arteriosklerose:

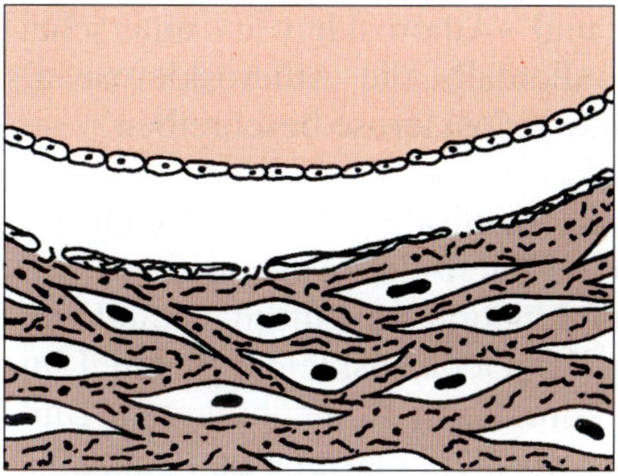

Intakte Blutgefäßwand einer Arterie (von innen nach außen): auskleidende Wandschicht, Zwischenraum, Muskelschicht der Ader.

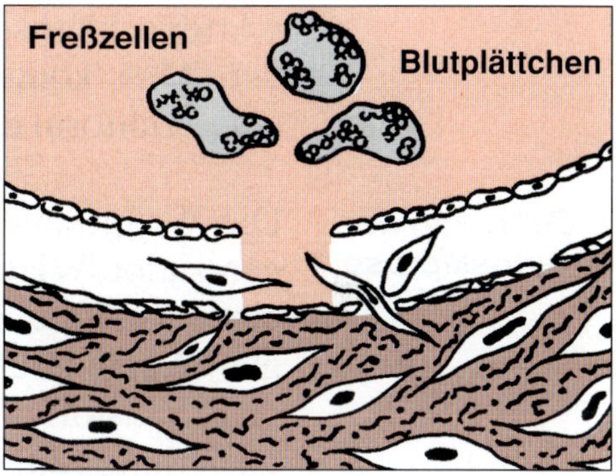

Schädigung der auskleidenden Wandschicht: Freßzellen des Blutes und Fettstoffe können in tiefe Schichten eindringen. Einzelne Muskelzellen treten aus, um die Beschädigung gemeinsam mit den Blutplättchen zu verschließen.

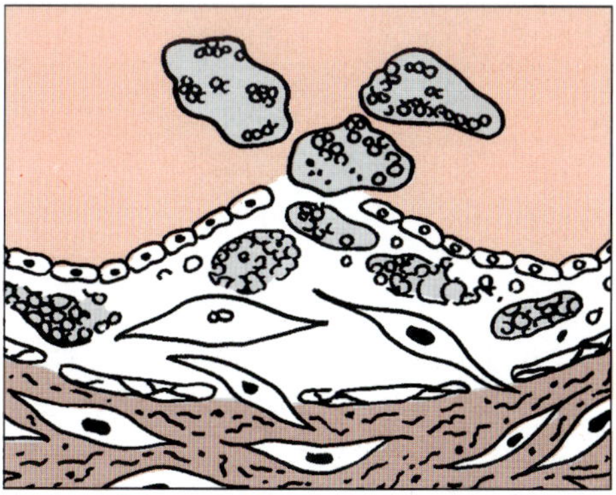

Es bilden sich Schaumzellen, die Schädigung der Arterienwand schreitet fort.

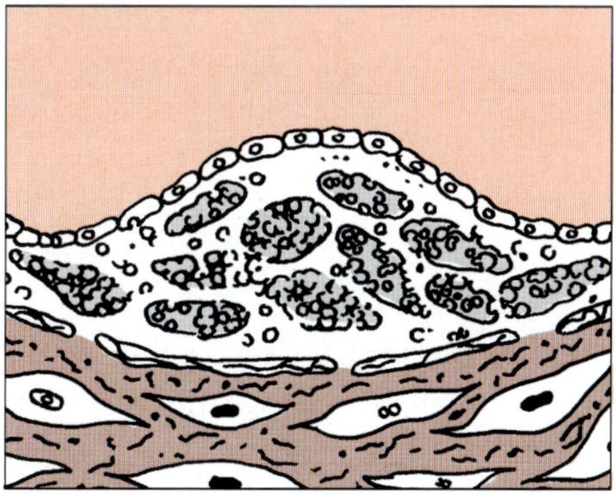

Beginn der Arteriosklerose durch Verdickung und Ablagerungen an der Gefäßwand.

Schäden an den Innenwänden

Im Arterioskleroseprozeß spielen also Ablagerungen an der Innenwand der Gefäße die Hauptrolle. Das veranlaßte bereits 1904 den Leipziger Pathologen Felix Marchand (1846–1928), einen solchen Zustand der Arterien als »Atherosklerose« zu bezeichnen. Wobei man heutzutage nicht mehr zwischen »Arteriosklerose« und »Atherosklerose« unterscheidet. Man könnte allenfalls die Atherosklerose als eine Frühform der Arteriosklerose beschreiben.

Definition der Arteriosklerose

Die Weltgesundheitsorganisation (World Health Organization/WHO) definiert die Arteriosklerose als eine »variable Kombination von Intimaveränderungen (Veränderung der Gefäßauskleidung) mit Lipiden (Fettstoffen), komplexen Kohlenhydraten, Blut- und Blutprodukten, fibrösem Gewebe und Kalkablagerungen«. Eine der Hauptrollen spielen dabei die Blutfette (Lipide).

Farbtafel 1: Der Blutkreislauf

① Lymphgefäße durchdringen jeden Zentimeter des Körpers. Lymphgefäße nehmen die Lymphe aus den Gewebsspalten auf.
② In Lymphgefäßen fließt Lymphe zum Blutkreislauf. Eingeschaltet sind Lymphknoten.
③ Die Blutgefäße sichern die Nährstoffversorgung des ganzen Körpers. Das Herz ist die Pumpe in diesem System.
④ Kleine Äderchen mit Muskeln (Arteriolen) regeln durch Weit- und Engstellen die Blutversorgung.

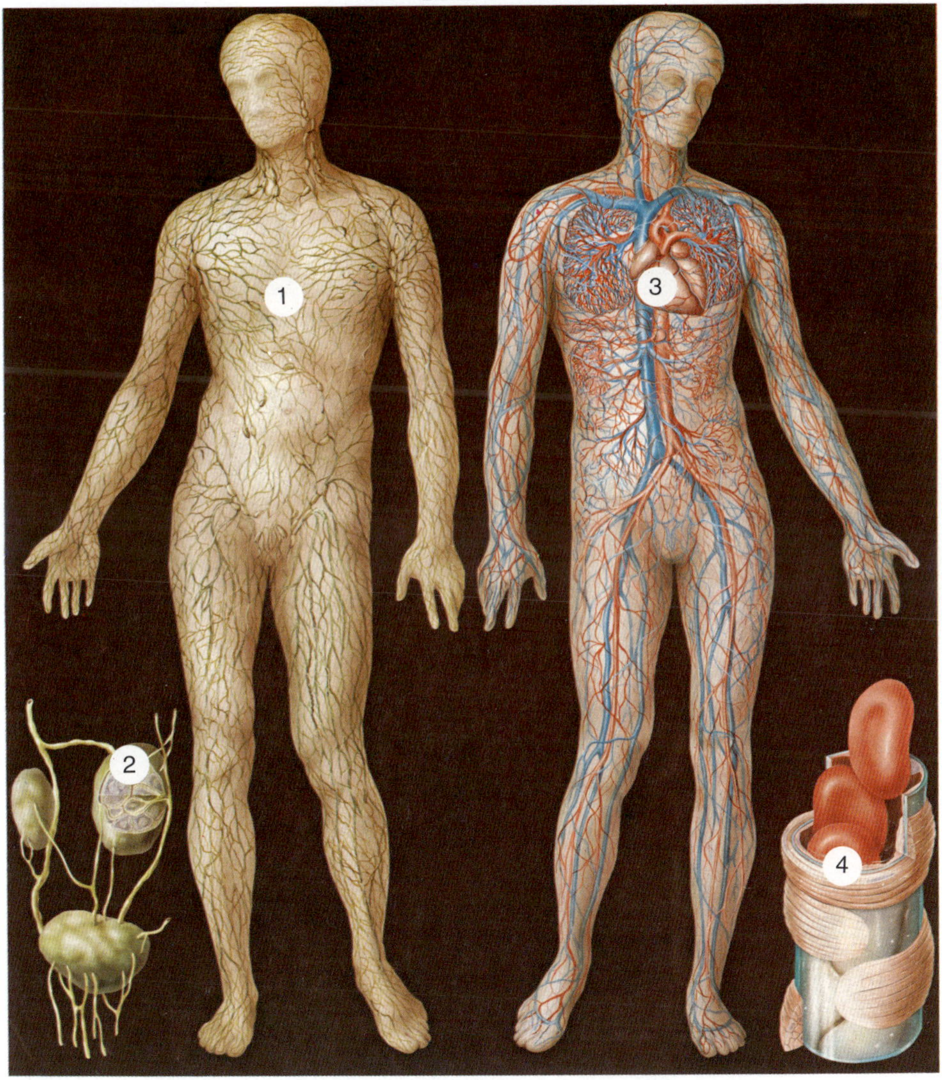

Farbtafel 2: Arteriosklerose

① **Normale Gefäßwand mit normalem Blutstrom.**

② **Arteriosklerose (»Verkalkung«) 1200fach vergrößert.**

③ **Blutplättchen (Thrombozyten) haften an der Aderwand.**

④ **Die Schlagader wird durch Ablagerungen von Kalk und Cholesterin eingeengt.**

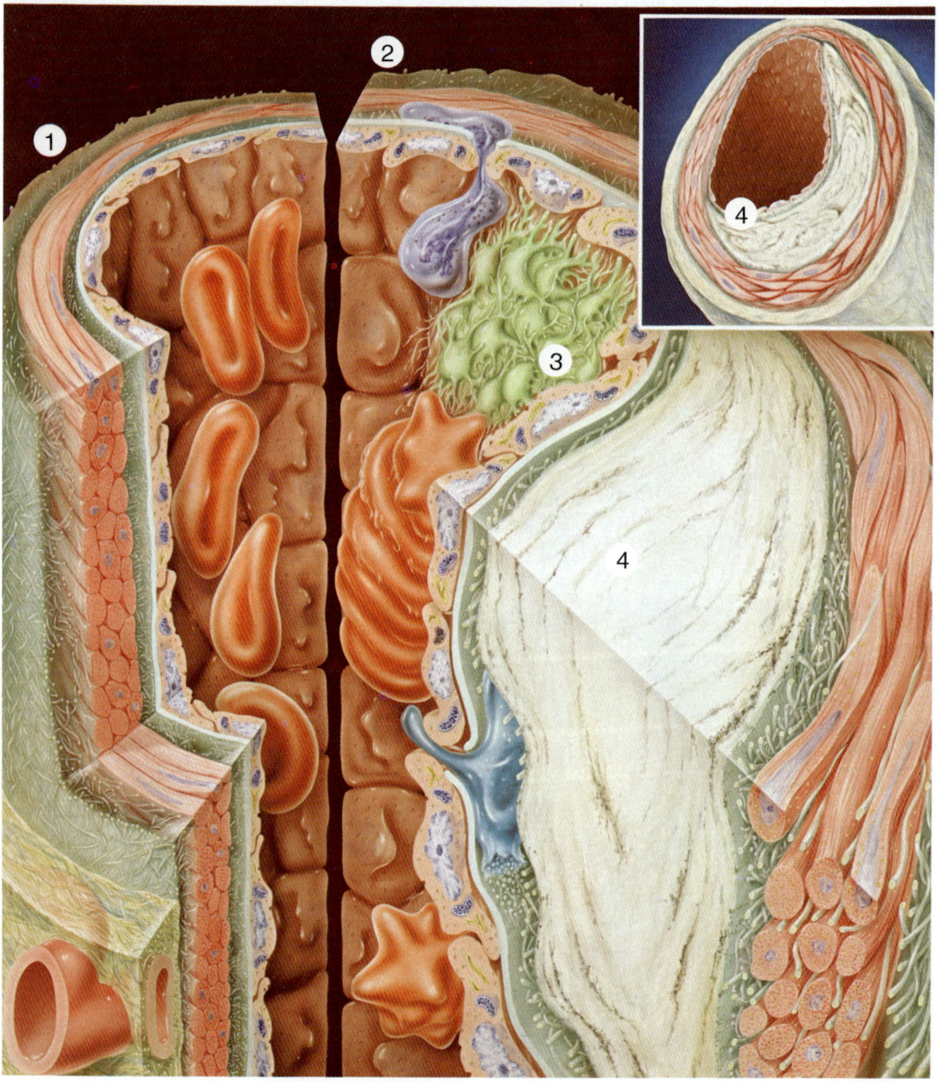

Lipide = Fettstoffe

Lipide – das Wort stammt aus dem Griechischen – ist ein Sammelname für alle Fette und fettähnlichen Stoffe. Zu den Lipiden gehören Cholesterin und Triglycerid (Neutralfett) sowie Phospholipide, um nur einige Vertreter dieser Stoffklasse zu nennen. Triglyceride sind chemische Verbindungen von jeweils Glycerin und drei Fettsäuren und haben eine Gemeinsamkeit: ihre schlechte Löslichkeit in Wasser. Durch das Essen werden sie dem Körper als Nahrungsfette zugeführt, zum Teil baut der Körper jedoch Lipide auch selbst auf. Ein hoher Triglyceridspiegel, das hat sich in den letzten Jahren herausgestellt, steigert das Risiko eines Herzinfarktes. Senkt man den Triglyceridspiegel im Blut, verringert sich parallel dazu auch das Infarktrisiko.

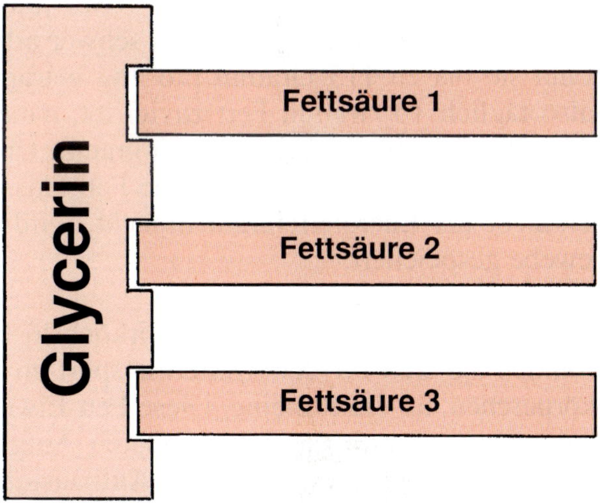

Neutralfett: Jeweils drei Fettsäuren bilden zusammen mit Glycerin eine Einheit. Der Fachbegriff lautet deshalb Triglycerid (Tri = drei, glycerid = Glycerin-Verbindung).

Was geschieht nun beim Fettstoffwechsel?

Beginn bereits im Darm

Der Fettstoffwechsel beginnt bereits im Darm, wenn die zugeführten Fette sich mit den Nährstoffen und Verdauungssäften vermischen. Die entstandenen Abbauprodukte nimmt das Blut- und Lymphsystem ebenfalls auf und speichert sie in Fettzellen des Körpers und in der Leber als körpereigene Fette. Bei Bedarf wird dieses Neutralfett abgerufen und an den entsprechenden Körperstellen, vor allem in Herz- und Skelettmuskulatur, in Energie umgewandelt, nachdem es zuvor in der Leber vollends aufgearbeitet wurde.

1 g Fett pro kg Körpergewicht

Die für eine ausgewogene Ernährung benötigte Fettmenge liegt bei 1 Gramm Fett pro Kilogramm Körpergewicht täglich, also bei einer 65 Kilogramm schweren Frau bei täglich 65 Gramm. Bei jungen Menschen und solchen, die körperlich schwer arbeiten, kann sie bis zu 115 Gramm pro Tag betragen. Wer also täglich 10 Gramm Fett zuviel ißt, handelt sich theoretisch in fünf Jahren 18 Kilogramm Übergewicht ein. Denn das übriggebliebene Fett, das der Körper nicht als Energielieferant braucht, wird im Fettgewebe gespeichert.

Transport durch Eiweißkörper

Da die Fette (Lipide) im Blut nicht wirklich löslich sind, binden sie sich für den Weitertransport an Eiweißkörperchen, an die Proteine. Diese Fett-Eiweiß-Verbindungen heißen Lipoproteine. Deren Aufgabe ist es, den Organismus einerseits mit Aufbaustoffen zu versorgen, andererseits nicht benötigte Substanzen abzutransportieren.

Fettstoffwechsel: Beginn bereits im Darm

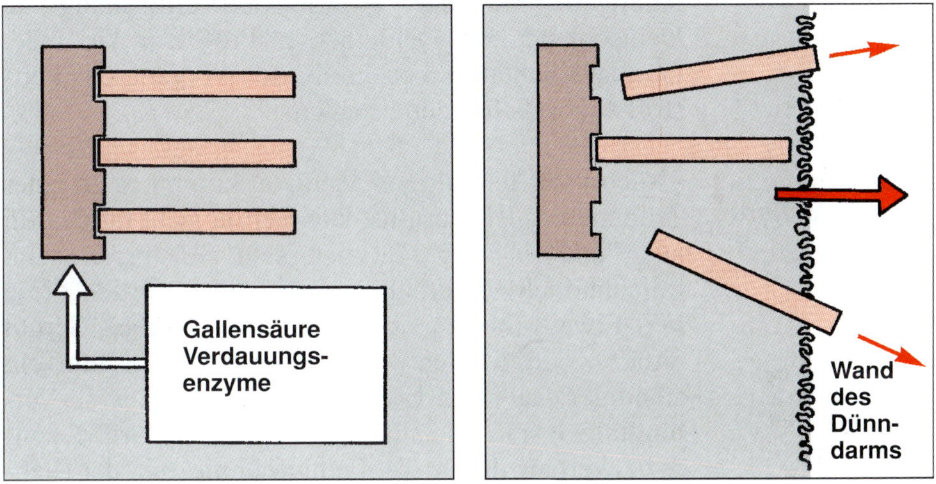

Im Dünndarm machen Gallensäure und Verdauungsenzyme einen Transport der Fettstoffe (Triglyceride) in die Darmwand möglich.

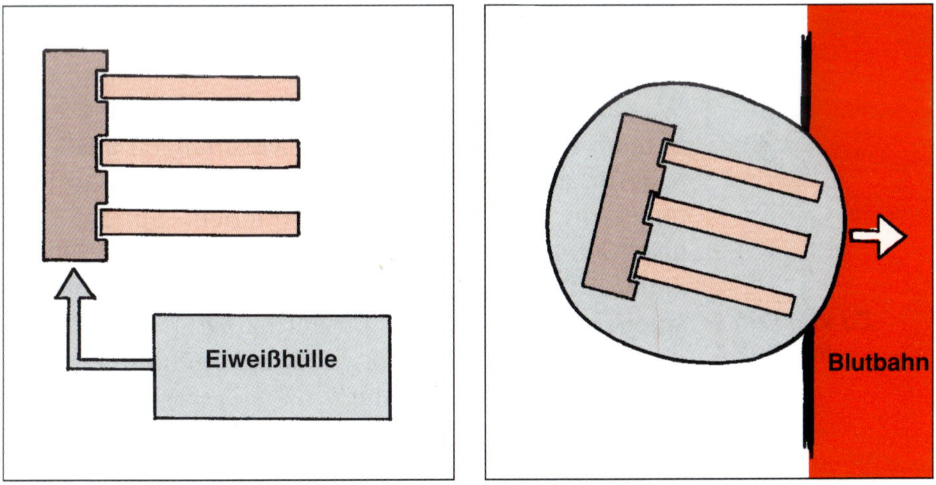

In den Wandzellen des Dünndarms wird der Fettstoff dann mit einer Eiweißhülle umgeben, die den Weitertransport in der Blutbahn ermöglicht.

Einer der Begründer dieser wissenschaftlichen Überlegungen und der Arterioskleroseforschung in Deutschland, der Heidelberger Professor Dr. med. Gotthard Schettler, beschreibt den Vorgang des Fettstoffwechsels folgendermaßen:

Erklärung eines Forschers

»Nach jeder fetthaltigen Mahlzeit kommt es zu einer Trübung des Blutserums. Das Serum sieht milchartig aus, und in der Tat ist sein Lösungszustand milchähnlich. Innerhalb von Stunden werden diese Fett-Eiweiß-Stoffe abgebaut, das trübe Serum »klärt« sich wieder. Im Blutserum findet nun ein ständiger Auf- und Umbau der Blutfett-Eiweiß-Verbindungen statt. Sie sind also keine feste Größe, sondern werden durch die Fettaufnahme mit der Nahrung und durch die Geschwindigkeit und Stärke des Fettabbaus im Stoffwechsel verändert. Je fettreicher die kleinen Teilchen sind, um so größer sind sie; je fettärmer und eiweißreicher sie sind, um so kleiner sind sie«.

Zu viel Fett im Blut!

Was aber die Lipoproteine transportieren, sind nicht einfach Fettklumpen, sondern Mischungen aus Cholesterin, aus Triglyceriden, Phospholipiden und Proteinen in unterschiedlichen Anteilen. Spricht man also von »Fettstoffwechselstörungen«, »Hyperlipidämie«, »erhöhten Bluttfettwerten«, »hohem Blutfettspiegel« oder »Hypercholesterinämie«, so bedeuten all diese Bezeichnungen im Grunde genommen dasselbe: Zu viel Fett im Blut!

Lipoproteine – die Transporteure der Fettstoffe

Die Bausteine der Lipoproteine

Betrachten wir zunächst die »Bausteine« dieser fetttragenden Eiweiße (Lipoproteine), nämlich die Triglyceride, das Cholesterin und besondere Eiweißstoffe (Apoproteine). Für die Entstehung der Arteriosklerose, aber auch für ihre Verhinderung, sind diese drei Bestandteile besonders wichtig. Um ihre Aufgaben und ihre Wirkmechanismen richtig zu begreifen, wollen wir sie ein wenig »unter die Lupe nehmen«.

Triglyceride

»Neutrale« Fette

Den Hauptanteil, nämlich neunzig Prozent der täglichen Fettaufnahme, bestreiten die Triglyceride. Diese »Neutralfette« dienen einerseits den Zellen im Körper als Energiespeicher mit Hilfe des Fettgewebes, andererseits als wichtige Quelle des Energie- oder Betriebsstoffwechsels. Überschüsse an Triglyceriden lagern sich im Fettgewebe als »Depot-Fett« ab für Zeiten des Nahrungsmangels. Dieses Fettgewebe hat zwei weitere Aufgaben: Wärmeisolierung und Polsterung von empfindlichen Organen.

Triglyceride führen wir dem Körper mit tierischen und pflanzlichen Nahrungsmitteln zu, beispielsweise mit Fleisch- und Wurstwaren, mit Milch, Käse, Sahne, Butter und Margarine, mit Nüssen, Pflanzenölen und Backfetten.

Die Triglyceride stammen aber nicht nur aus den Nahrungsfetten, sondern der Organismus kann sie

Eigene Herstellung im Körper

auch selbst bilden. Er macht das im Fettgewebe und in der Leber aus zugeführten Kohlenhydraten. Das passiert besonders, wenn wir Zucker, Mehl, Brot und Teigwaren essen. Also – sowohl fetthaltige Mahlzeiten als auch eine hohe Kohlenhydratzufuhr lassen die Triglyceridwerte im Blut ansteigen. Die Folge ist, daß sich die Fließeigenschaften des Blutes verschlechtern können.

Alkohol und Triglyceride

Besonders Alkohol führt zu einem rapiden Anstieg der Triglyceride. Vor einem Trinkgelage Ölsardinen oder etwas Deftiges wie Schweinshaxe zu essen, mag möglicherweise etwas trinkfester machen. Aber fettes Essen kombiniert mit Alkohol läßt die Triglyceridwerte wie eine Rakete in die Höhe schießen.

Für ihren Transport im Blut – wir wissen, daß Fette (Lipide) einen Transporteur benötigen – binden sich die Triglyceride zusammen mit anderen Fettstoffen an Eiweißkörper. So entstehen – auch das ist uns inzwischen bekannt – Lipoproteine.

Transporteur VLDL

Dabei lassen sich die Triglyceride am liebsten von Lipoproteinen sehr niedriger Dichte (VLDL = Very Low Density Lipoproteins) transportieren. Auf diese unterschiedlichen Zusammensetzungen der Fett-Eiweiß-Verbindungen gehen wir später noch ein.

Cholesterin

Cholesterin dient – im Gegensatz zu den Triglyceriden – nicht als Energielieferant für den Körper, sondern ist ein notwendiger Bestandteil aller Zellen und Gewebe. Cholesterin liefert das Grundgerüst für verschiedene Hormone und den Hormonstoffwechsel, und es ist die Basissubstanz für Gallensäuren, die in der Leber gebildet werden und die bei der Verdauung eine entscheidende Rolle spielen. Cholesterin ist auch die Muttersubstanz von Nebennierenrinden-Hormonen und Geschlechtshormonen. Cholesterin ist also ein lebenswichtiger Fettkörper. Besonders konzentriert kommt es in den Nebennieren (3 %) vor, mit 10 % (der Trockensubstanz) im Hirn. 24 % des Hautfettes bestehen aus Cholesterin, weitere Anteile befinden sich in der Milz, in den Eierstöcken, im Blutserum und in den roten Blutkörperchen. Wir sehen, unser Körper braucht für seine Existenz das Cholesterin – wohldosiert allerdings.

Körper braucht Cholesterin

Wenn wir Menschen als höhere Lebewesen Cholesterin benötigen, liegt es nahe, daß auch Tiere Cholesterin zum Leben brauchen. Das heißt, bei den Tieren kommt es besonders konzentriert im Gehirn, in der Leber, den Drüsen, dem Herz und den Nieren vor, außerdem in der Lunge und im Eidotter. Wir sollten uns das merken. Denn das bedeutet, daß gerade Innereien wie Kalbs-, Rinds- oder Schweineleber, Nierchen oder das in Bayern und Österreich so beliebte »Beuscherl« zu den cholesterinreichsten Mahlzeiten gehören.

Vorsicht: Enthält viel Cholesterin

Cholesterin wird zum einen aus der Nahrung in unseren Körper aufgenommen, nämlich durch tierische Fette. Dieses von außen zugeführte Cholesterin bezeichnen die Mediziner als »exogenes Cholesterin«. Unser Körper speichert exogenes Cholesterin und ruft es bei Bedarf ab, hauptsächlich aus der Leber. Aber unser Körper produziert auch selbst Cholesterin, das sogenannte »endogene Cholesterin«. Er bil-

Exogenes Cholesterin

det es durch Biosynthese – so bezeichnet man den Aufbau von chemischen Verbindungen in lebenden Zellen –, vor allem in der Leber. Bei ausreichender Cholesterinzufuhr von außen (also durch die Nahrung) wird das exogene Cholesterin zuerst verbraucht. Ist die exogene Zufuhr zu gering (z.B. bei einseitiger Ernährung), kommt die endogene (also die körpereigene) Cholesterinbildung mehr zum Zug. Vereinfacht könnte man sagen, wir benötigen Cholesterin, damit unsere Körperzellen funktionieren können. Den Brennstoff zum Leben liefern die Triglyceride und Kohlenhydrate.

Transporteur LDL

Auch die Fettsubstanz Cholesterin benötigt für ihren Transport einen Eiweißkörper und bindet sich am liebsten an ein spezielles Eiweiß, das in der Fachsprache »LDL« genannt wird (LDL = Low Density Lipoprotein, also ein Eiweißstoff mit geringer Dichte). Folge: Es entsteht LDL-Cholesterin, von dem man inzwischen weiß, daß es bei Überhöhung Arteriosklerose auslöst.

Werden nämlich dem Körper zu viel Nahrungsfett und zu große Mengen cholesterinhaltiger Nahrung zugeführt, führt dies zwar zu einer gehemmten körpereigenen Bildung von Cholesterin. Aber gleichzeitig führt dies auch zu einer Verminderung der LDL-Rezeptoren an der Leberzelloberfläche. Das heißt, es wird weniger LDL aus dem Blut entfernt, und der LDL-Cholesterinspiegel steigt an. Die Störung liegt also darin, daß das exogene (von außen zugeführte) Cholesterin vom Körper nicht mehr ausreguliert werden kann, weil die Zahl der Rezeptoren reduziert ist. Mehr über die Rolle der Rezeptoren erfahren Sie im Kapitel »Ein Ausflug in die Wissenschaft« auf Seite 50.

Riskante Nahrungsmittel

Nahrungsmittel mit viel Cholesterin wie Eier, Butter, Innereien (Herz, Leber, Lunge, Bries, Hirn und Nieren), aber auch stark fetthaltige Speisen jagen die Blutfette in den Arterien regelrecht hoch und führen zu Fettstoffwechselstörungen. Dasselbe geschieht bei einer zu hohen Zuckeraufnahme, da vom Körper nicht verbrauchter Zucker in Fett umgewandelt wird. Irgendwann kann sich dann die Fettkonzentration im Blut zwischen den Mahlzeiten oder im Laufe der Nacht nicht mehr normalisieren. Der Cholesterin- oder Triglyceridspiegel bleibt ständig erhöht.

Doch bevor wir erfahren, welche Gegenmaßnahmen ergriffen werden können, sollten wir uns noch mit den »Transporteuren« der Fette befassen, den Eiweißpartikeln, an die sich die Fette anbinden, mit den Proteinen.

Proteine

Lebensstoff Eiweiß

Eiweiß oder Protein ist ein organischer Baustein, den alle pflanzlichen und tierischen Zellen benötigen. Die Eiweißkörper bestehen aus den Aminosäuren, die wiederum aus Kohlenstoff, Sauerstoff, Wasserstoff, Stickstoff und Schwefel zusammengesetzt sind. Manche Eiweißkörper enthalten außerdem kleinere Mengen von anderen Elementen wie Eisen, Kupfer, Phosphor. Man kann die Eiweißkörper nach verschiedenen Gesichtspunkten unterscheiden, beispielsweise nach ihrem Vorkommen (Blut-, Milchproteine) oder nach ihren biologischen Eigenschaften (Enzyme, Antikörper usw.).

Vielfältige Aufgaben

Für uns genügt es zu wissen, welches die Aufgaben der Proteine sind, nämlich: Gerüst- und Stützfunktion von Bindegewebsfasern, Grundsubstanz für Knorpel und Knochen, für Muskeln und für das Zellgerüst. Proteine müssen Wasser binden und transportieren, außerdem sorgen sie für den Transport von Salzen, Metallen und körperfremden Stoffen wie beispielsweise von Medikamenten. Zu ihren weiteren Tätigkeiten zählen die Infektabwehr und der Stoffwechsel jeder einzelnen Zelle und des ganzen Körpers.

Unser Mindestbedarf

Auch Proteine sind also lebensnotwendig. Der Erwachsene braucht für das richtige Funktionieren seines Organismus eine tägliche Mindestzufuhr von 0,7 Gramm Eiweiß pro kg Körpergewicht, d.h. etwa 40 – 50 Gramm pro Tag bei normalem Gewicht. Nehmen wir jedoch mehr Eiweiß als notwendig zu uns, speichert der Körper dieses nicht, sondern verbrennt es und erhält auf diese Weise weitere Energie. Ein Grund für manche Sportler, sich mit sogenannter Proteinernährung fit halten zu wollen.

Eiweiß in der Natur

Proteine kommen in Pflanzen wie Getreide (Reis, Mais, Weizen, Roggen, Gerste usw.) vor, in Hülsenfrüchten, Nüssen, Pilzen und Kartoffeln, aber auch in tierischen Produkten wie Milch, Eiern, Käse, Fleisch und Fisch. Den höchsten biologischen Wert haben die Eiweißkörper von Ei, Milch und Kartoffeln.

Wir sehen also, daß sämtliche Nahrungsmittel ein Gemisch aus den verschiedenen Substanzen beinhalten, die wir für den Organismus benötigen. Und jede der Substanzen erfüllt lebensnotwendige und wichtige Aufgaben. Was ist dann falsch an unserer Ernährung? Warum erkranken Menschen in Industriestaaten an Krankheiten, die es früher nicht gab und die es heute noch in anderen Ländern fast nicht gibt? Obwohl wir doch so sehr darauf achten, daß unsere Nahrungsmittel möglichst frei von Schadstoffen sind. Warum sterben bei uns so viele an den Folgeerkrankungen der Arteriosklerose?

Was machen wir falsch?

Nichts ist falsch – bei einem normalen und ausgewogenen Stoffwechsel, bei einer ausgewogenen Nahrungsaufnahme. Weniger hapert es daran, was wir essen, sondern wie wir essen. Professor Schettler behauptete in seiner »Lipidtheorie« schon vor mehr als dreißig Jahren, daß wegen unserer »Wohlstandsernährung« – zu viel Fett, zu wenig Kohlenhydrate und zu viel Eiweiß bei zu wenig körperlicher Bewegung – täglich in der Bundesrepublik 600(!) Menschen an Herzinfarkt, Gehirnschlag oder Nierenversagen sterben.

Zu viel Fett – zu viel Eiweiß

Schettlers These wurde lange nicht ernst genommen. Inzwischen haben weltweit Wissenschaftler nachgewiesen, daß Arteriosklerose die Todesursache Nummer eins der Menschen in den Industriestaaten ist: Eine Folge von – in erster Linie – falscher Ernährung. Kommen dazu noch andere Risikofaktoren wie Rauchen, Übergewicht, Hochdruck und/oder Diabetes mellitus (Zuckerkrankheit), so vervielfacht sich das Arteriosklerose-Risiko. Neben Bluthochdruck ist ein über längere Zeit bestehender erhöhter Cholesterinspiegel im Blut die wichtigste Ursache für die Arteriosklerose. Folgen davon sind Gefäßverschlüs-

Häufigste Todesursache

se, koronare Herzkrankheiten (KHK), Schlaganfälle, Embolien und Infarkte. Wir wissen inzwischen auch, daß die Fette im Blut nur von Eiweißkörpern (Proteinen) transportiert werden und daß solche Transportgemeinschaften im Huckepack-Verfahren Lipoproteine genannt werden. Wir haben im Abschnitt über die Triglyceride von Lipoproteinen sehr niedriger Dichte (VLDL) und im Abschnitt über Cholesterin über Lipoproteine geringer Dichte (LDL) gelesen.

Lipoproteine

Insgesamt gibt es vier Arten von Lipoproteinen, und die Unterschiede sind sehr wichtig für unsere Gesundheit. In den nächsten Kapiteln werden wir noch ausführlicher darauf eingehen.

»Gutes« und »schlechtes« Cholesterin

HDL- und LDL-Cholesterin

HDL-Cholesterin und LDL-Cholesterin, »gutes« und »schlechtes« Cholesterin? Ist denn Cholesterin nicht gleich Cholesterin? Nein, das ist es nicht. Es kommt auf die Verbindung des Cholesterins mit dem Eiweiß an. Da gibt es nämlich gute und schlechte Formen dieser Fett-Eiweiß-Verbindungen.

Die sogenannten HDL-Fett-Eiweißverbindungen (High-Density-Lipoproteine, Lipoproteine hoher Dichte) wirken einer Arteriosklerose entgegen. Das heißt, HDL-Cholesterin schützt vor Arteriosklerose, LDL-Cholesterin dagegen beschleunigt die Arteriosklerosebildung. Doch schauen wir uns einmal die Größe und Zusammensetzung der vier Fett-Eiweiß-Verbindungen oder Lipoproteine an:

Die vier Lipoproteine

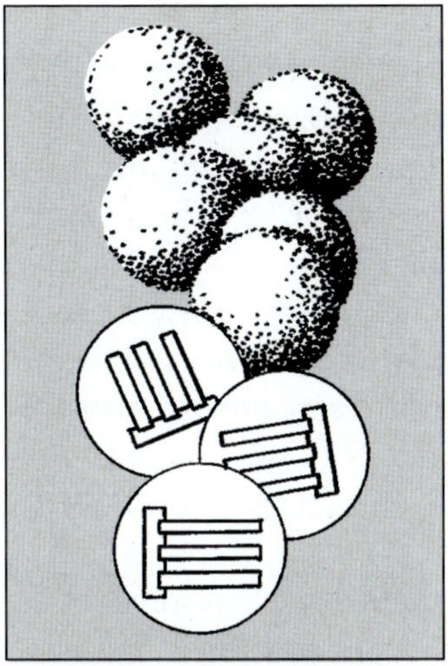

Chylomikronen: größtes Lipoprotein, transportiert vorwiegend Triglyceride (aus dem Darm).

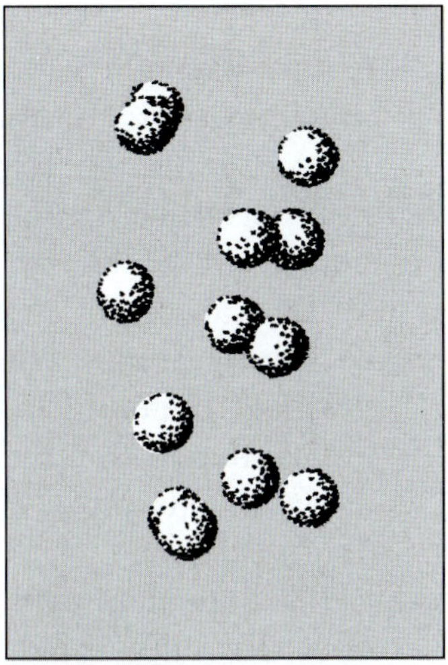

VLDL: transportiert ebenfalls überwiegend Triglyceride (aus der Leber), sehr viel kleiner.

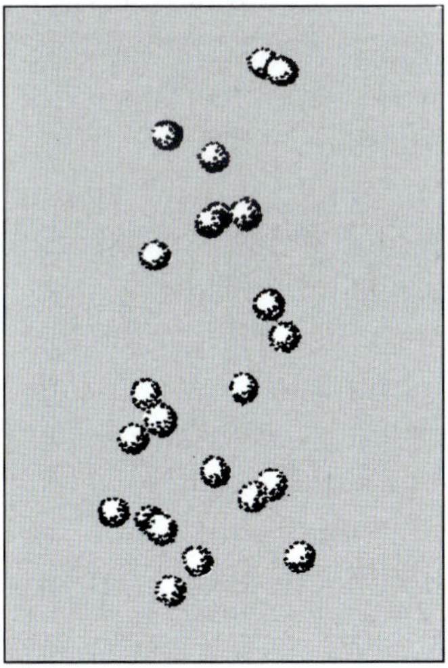

LDL:
»schlechtes« Cholesterin, für Arteriosklerose verantwortlich.

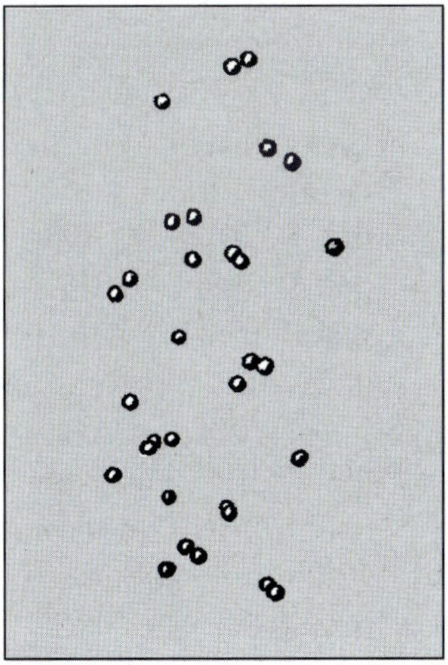

HDL:
»gutes« Cholesterin, kleinstes aller Lipoproteine.

Chylomikronen

– Chylomikronen werden im Dünndarm gebildet und transportieren die dem Körper in der Nahrung zugeführten Triglyceride und sind am fettreichsten: Sie enthalten etwa 6% Cholesterin und 85–90% Triglyceride.

VLDL-Teilchen

– VLDL (aus dem Englischen »Very Low Density Lipoproteins« oder »Lipoproteine von sehr geringer Dichte«) transportieren die im Körper entstandenen Triglyceride. Sie setzen sich zusammen aus etwa 20% Cholesterin und 50% Triglyceriden.

LDL-Teilchen

– LDL bedeutet »Low Density Lipoproteins« oder Eiweißverbindung von geringer Dichte. Sie schaffen das gefährliche Cholesterin in die Arterienwand, und zwar dann, wenn lebensnotwendiges Cholesterin im Übermaß vorhanden ist. Sie besitzen mit 45% auch den höchsten Cholesterinanteil.

HDL-Teilchen

– HDL heißt »High Density Lipoprotein« oder Lipoprotein von hoher Dichte. HDL-Teilchen werden in der Leber gebildet und transportieren das gefährliche Cholesterin aus den Arterien in die Leber, wo es dann zu Gallensäure umgewandelt wird. Die fein verteilten HDL gleichen also die Wirkung der ungünstigen LDL aus, indem sie den Abtransport des Cholesterins aus den Zellen und aus der Gefäßwand heraus ermöglichen. Neben anderen Inhaltsstoffen haben sie den geringsten Anteil von Cholesterin, nämlich nur 18%.

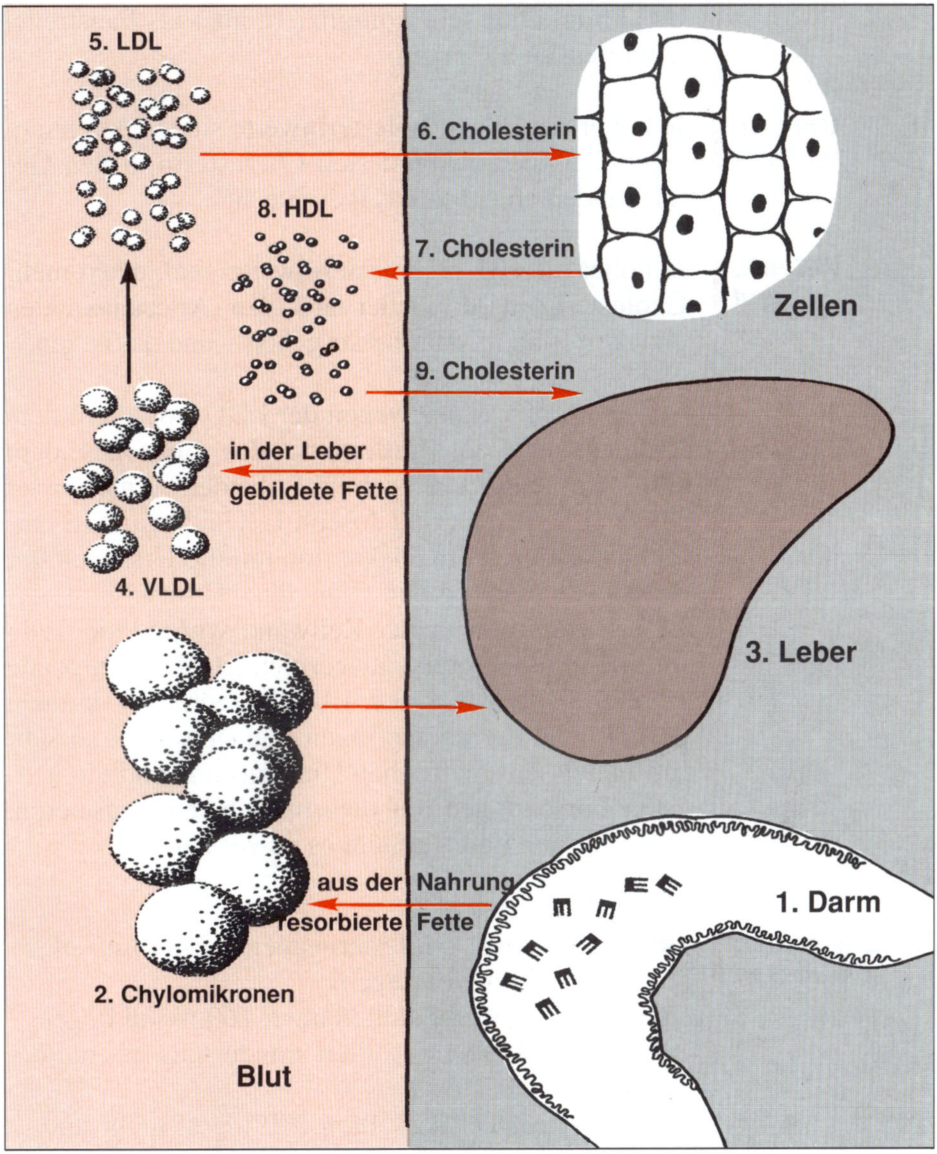

Der Transport von Fettstoffen durch spezielle Eiweißträger (Lipoproteine)

Das klingt alles sehr kompliziert, aber als Faustregel kann man sich merken:

Viel LDL schlecht

Je höher die LDL-Cholesterinwerte sind, desto leichter und schneller lagert sich Cholesterin in den Gefäßwänden ab – und das ist schlecht!

Viel HDL gut

Je höher die HDL-Cholesterinwerte sind, desto mehr Cholesterin wird wieder aus den Arterienwänden und dem Blutkreislauf herausgeholt – und das ist gut!

Mit den Stoffwechselwegen der LDL, vor allem dem Mechanismus der Entfernung des LDL aus dem Blut, beschäftigten sich die beiden Amerikaner Michael S. Brown und Joseph L. Goldstein und entfachten dadurch die Diskussion um die Ursachen der Arteriosklerose erneut. Für ihre Erforschung der LDL-Rezeptoren in der Zellwand wurden sie 1985 mit dem Nobelpreis ausgezeichnet. Das folgende Kapitel »Die Rolle der LDL-Rezeptoren« können deshalb alle die überspringen, die sich nicht so sehr für die wissenschaftlichen Hintergründe und die neuesten Forschungen auf diesem Gebiet interessieren. Denn für den Laien genügt es zu wissen:

Das sollten Sie wissen

- Der Gesamt-Cholesterinspiegel im Blut sollte unter 200 mg/dl liegen.
- Die LDL-Werte sollten unter 160 mg/dl liegen.
- Die HDL-Werte sollten mindestens 35 mg/dl betragen.
- Die Triglyceride sollten 200 mg/dl nicht übersteigen.

Die Rolle der LDL-Rezeptoren

Das Cholesterin der arteriosklerotischen Ablagerungen stammt aus den LDL. Je mehr LDL im Arterienblut »herumschwimmen«, desto schneller entwickelt sich eine Arteriosklerose.

Die LDL-Teilchen

Wir wissen inzwischen, daß mehr als die Hälfte der Bevölkerung in den Industriestaaten einen zu hohen LDL-Blutspiegel hat. Dies erhöht das Risiko zu »verkalken« und macht diese Menschen für Schlaganfälle und Herzinfarkte äußerst anfällig. In der Bundesrepublik Deutschland haben wir derzeit eine Sterblichkeitsrate von 53,4 % in Folge von Arteriosklerose! Die meisten von uns sterben also nicht an Krebs oder aus Altersgründen, sondern an Herzinfarkten oder Schlaganfällen – den Folgen der Arteriosklerose.

Risiko: zu hoher LDL-Spiegel

Warum ist der LDL-Cholesterinspiegel bei so vielen Europäern und Amerikanern derartig erhöht? Goldstein und Brown, die beiden Wissenschaftler, wollten mit ihren Untersuchungen erforschen, wie der LDL-Blutspiegel reguliert wird und warum er bei so vielen Amerikanern und Europäern gefährlich erhöht ist. Einige Antworten darauf kristallisierten sich aus Untersuchungen der LDL-Rezeptoren heraus – jener spezialisierten Eiweiße der Zellhülle (Membran), die aus der Oberfläche der Zellen herausragen, LDL-Partikel binden und der sie umspülenden Flüssigkeit entziehen. Das LDL wird, wie Brown und Goldstein feststellten, in die Zellen aufgenommen und dort abgebaut. Gleichzeitig gibt es sein Cholesterin zur wei-

Antennen der Zellen

Rezeptoren vermindern LDL im Blut

teren Verwendung frei. Indem die Rezeptoren (= bestimmte Molekül-Gruppierungen der Zellen, die an die Zellen gerichtete Signale aufnehmen und umsetzen können) ihre Zellen mit Cholesterin versorgen, entziehen sie zwangsläufig dem Blutstrom LDL.

Brown und Goldstein stellten auch fest, daß sich die Anzahl der Rezeptoren auf der Zelloberfläche entsprechend dem Cholesterinbedarf der Zellen verändert. Verringert sich der Bedarf an Cholesterin, so veranlaßt das sich in den Zellen anstauende Cholesterin die Zellen, weniger Rezeptoren zu bilden und damit LDL langsamer aufzunehmen. Dieser »Befehl« schützt zwar die Zellen selbst vor überflüssigem Cholesterin, doch um einen hohen Preis: Weniger Rezeptoren auf den Zelloberflächen holen sich weniger LDL aus dem Blutkreislauf. Folglich steigt der LDL-Blutspiegel an, was wiederum die Entwicklung einer Arteriosklerose beschleunigt.

Rezeptorenzahl veränderlich

Vereinfacht heißt das: Bei einem gesunden Fettstoffwechsel wird das LDL-Cholesterin in der Blutbahn von Empfangsstationen (Rezeptoren) auf den Zellwänden eingefangen und in die Zellen zur Verarbeitung weitergeleitet. Wenn die Zellen jedoch ausreichend versorgt sind, verweigern sie die Aufnahme – das überzählige LDL-Cholesterin kreist weiter im Blut und lagert sich an der Arterienwand ab.

LDL im Blut steigt

LDL ist der Stoff, der die Arteriosklerose vorantreibt. Das immer wache Immunsystem setzt sich gegen diese Schwemme von LDL-Partikeln in die Arterienwand zur Wehr. Makrophagen, eine Art von Freßzellen der Körperabwehr, die im Blut herumschwimmen und eigentlich Viren und Bakterien vertilgen sollten, gehen auf die LDL los. Sie »schlucken« die LDL-Cholesterinpartikel und setzen sich dann, prall gefüllt, in den Arterienwänden fest. Die Innenschicht der Arterien (Endothel) bricht an diesen Stellen auf. Weil die Makrophagen durch diese »Freßaktion« in Schaumzellen umgewandelt werden, ist ein erster Schritt zu arteriosklerotischen Ablagerungen getan. Blutplättchen bleiben an diesen Cholesterin-Schaumzellen hängen, Kalkablagerungen setzen sich dort fest, Gerinnsel können sich bil-

Aus Freßzellen werden Schaumzellen

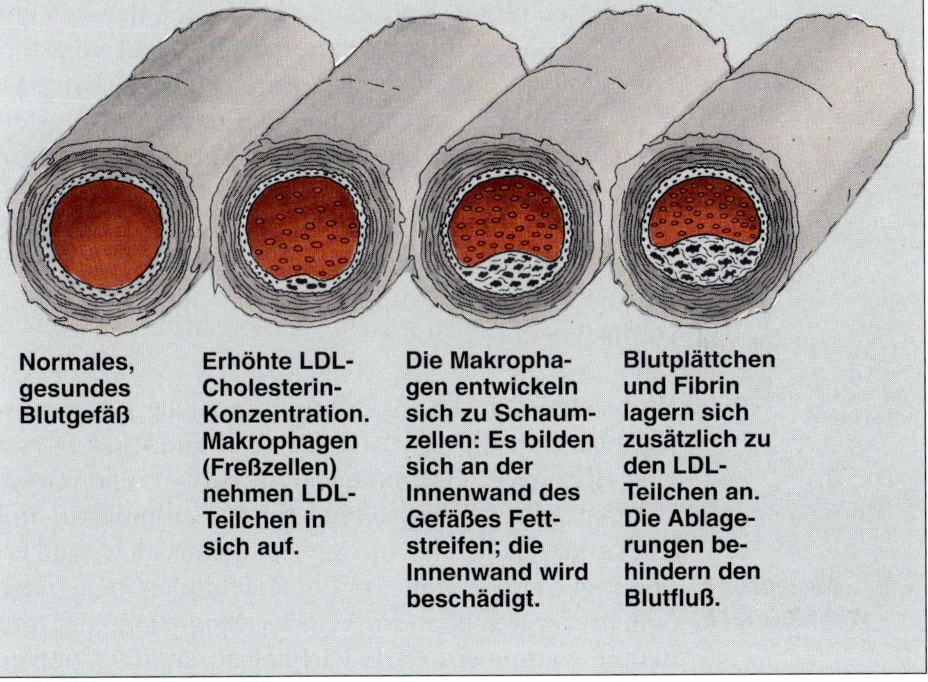

Normales, gesundes Blutgefäß

Erhöhte LDL-Cholesterin-Konzentration. Makrophagen (Freßzellen) nehmen LDL-Teilchen in sich auf.

Die Makrophagen entwickeln sich zu Schaumzellen: Es bilden sich an der Innenwand des Gefäßes Fettstreifen; die Innenwand wird beschädigt.

Blutplättchen und Fibrin lagern sich zusätzlich zu den LDL-Teilchen an. Die Ablagerungen behindern den Blutfluß.

Vereinfachte Darstellung der Entstehung einer Arteriosklerose

den – und das für uns so lebenswichtige Arterienrohr wird immer schmaler, immer enger, im schlimmsten Fall kommt es zu einer totalen Undurchlässigkeit, zum Infarkt.

Die »Empfangsantenne« der Zelle für LDL

Wie sehen nun diese gefährlichen LDL-Partikel aus, und welche Funktion hat der LDL-Rezeptor?

Kugel mit öligem Kern

Man muß sich das LDL-Partikel als ein größeres, kugeliges Gebilde vorstellen, mit einem öligen Kern aus etwa 1500 Cholesterinmolekülen (siehe Farbtafel 6). Jedes davon ist mit einer Fettsäure gekoppelt. Um diesen öligen Kern liegt ein Mantel, der sich aus 800 Phospholipidmolekülen und 500 nicht veresterten Cholesterinmolekülen zusammensetzt (Ester ist eine bestimmte chemische Verbindung. Verestert heißt, zwei Substanzen sind diese chemische Verbindung eingegangen). In diesem Mantel steckt ein riesiges Eiweißmolekül, das Apoprotein B. Solche LDL-Kugeln mit einem Cholesterinkern zirkulieren nun im Blut. Je mehr, desto höher der LDL-Cholesterinspiegel.

Rezeptor wie Magnet

Wie sehen nun die Rezeptoren aus, jene Empfangsstationen, an die das LDL-Partikel andockt? Dieser LDL-Rezeptor, das entdeckten Brown und Goldstein, ist ein Glycoprotein, ein Eiweißmolekül mit Zuckerketten. Er ist in der Zellmembran verankert und ragt mit der Stelle, mit er sich binden kann, nach außen; vergleichbar mit einem Magneten, der nur darauf wartet, ein LDL-Partikel an sich zu ziehen. Ein derartiger Rezeptor ist hochempfindlich und kann aus mehr als einer Milliarde Wassermolekülen ein einziges LDL-Teilchen herauspicken, und zwar ausschließlich ein Lipoprotein, das in seiner Außenhülle den entsprechenden »Sender« hat – ein Apoprotein B oder das verwandte Apoprotein E.

Sender und Empfänger

Hat der Rezeptor ein LDL-Partikel »eingefangen«, so wird es in der Zelle von ihm abgespalten und der Rezeptor kehrt an die Zelloberfläche zurück, um neue LDL anzulocken.

Das abgespaltene LDL-Partikel wird nun an ein membranumhülltes Bläschen voller Verdauungsenzyme weitergegeben. Einige bauen die Umhüllung des LDL ab und legen so den öligen Kern aus Cholesterin frei. Brown und Goldstein: »Wie wir zeigen konnten, wird es von allen Zellen in ihre neu synthetisierten Plasmamembranen (äußere Hülle der Zelle) eingebaut. Bestimmte spezialisierte Zellen verwenden das LDL auch als Ausgangsbasis für die Herstellung anderer Moleküle: in der Nebenniere etwa für das Hormon Cortison, in den Eierstöcken für das weibliche Geschlechtshormon Östradiol und in der Leber für die Gallensäuren, die in den Zwölffingerdarm abgegeben werden«.

Baustein für Hormone

Das aus dem LDL freigesetzte Cholesterin reguliert zwar den Cholesterinstoffwechsel in der Zelle, das überschüssige Cholesterin jedoch bewirkt drei verschiedene neue Prozesse:

3 Prozesse kommen in Gang

- Zum einen setzt es die Fähigkeit der Zelle herab, eigenes Cholesterin zu bilden. Dadurch wird die Zelle vom äußeren Cholesterin abhängig, welches sie aufnehmen muß.

Rück-koppelung

- Zweitens fördert das so gewonnene Cholesterin seine Speicherung in der Zelle, indem es ein bestimmtes Enzym aktiviert. Dieses Enzym sorgt nämlich dafür, daß überschüssige Cholesterinmoleküle wieder als Speichertröpfchen in der Zelle abgelegt werden können.
- Und als dritten und wichtigsten Punkt: Das innen angestaute Cholesterin veranlaßt über einen Rückkoppelungsmechanismus seine Zelle, keine neuen LDL-Rezeptoren mehr zu produzieren. Auf diese Weise kommt genügend Cholesterin herein, um den vorher genannten Ansprüchen gerecht zu werden, da ja die Zellen die Zahl ihrer Rezeptoren genau auf ihren Bedarf abstimmen, aber nicht so viel, daß sie überlastet würden.

Organe mit hohem Bedarf

Was aber geschieht mit dem in der Blutbahn herumschwimmenden LDL? Brown und Goldstein wiesen nach, daß es in fast allen Geweben Rezeptoren für das LDL gibt, vor allem in der Leber, in den Nebennieren und in den Eierstöcken, also in Organen mit besonders hohem Cholesterinbedarf. Allein die Leber vereinnahmt drei Viertel des über Rezeptoren aufgenommenen LDL.

Woher stammt nun das zirkulierende LDL? Dieser Vorgang ist wesentlich komplizierter und weniger gut geklärt als die Aufnahme und der Abbau von LDL.

Wie wir inzwischen wissen, läßt sich das Fetttransportsystem in zwei Wege unterteilen: Einen von außen für Cholesterin und Triglyceride, die durch die zugeführte Nahrung aus dem Darm aufgenommen werden, und einen körpereigenen für Cholesterin und Triglyceride, die aus der Leber in den Blutstrom kommen.

Chylomikronen

Wenn unsere Nahrung den Dünndarm erreicht, werden die Fette der Nahrung (Triglyceride) zu Transportteilchen, den sogenannten Chylomikronen, zusammengelagert und gehen von hier aus in den Blutstrom über. Dort geben sie die Triglyceride zur Speicherung an Fettgewebe und als Brennstoff an die Muskeln ab. Was von den Chylomikronen übrigbleibt, enthält Cholesterin und wird von einem ganz bestimmten Rezeptor, der nur auf den Leberzellen zu finden ist, aus dem Kreislauf entfernt. Dieser Rezeptor bindet kein LDL und beteiligt sich auch nicht an der Entfernung von LDL aus dem Blutkreislauf. Folglich entsteht LDL im Stoffwechselkreislauf des Körpers selbst. Er beginnt in der Leber, die wiederum große Lipoproteinpartikel mit sehr geringer Dichte (Very Low Density Lipoprotein,VLDL) in den Blutstrom abgibt. Der Kern dieser Teilchen besteht hauptsächlich aus den in der Leber gebildeten Triglyceriden und einem großen Anteil von Cholesterin. An ihrer Oberfläche haben diese Partikel die zwei Apoproteine B und E. Erinnern wir uns – beide können von den LDL-Rezeptoren gebunden werden.

Aus VLDL wird IDL

Erreicht nun so ein VLDL-Partikel die Kapillaren von Fettgewebe oder Muskeln, wird ihm sein Triglycerid entzogen. Was bleibt übrig? Ein geschrumpftes und mit viel Cholesterin gefülltes Teilchen mit zwei Apoproteinen. Man bezeichnet es als »Lipoprotein mittlerer Dichte«, abgekürzt IDL nach dem englischen »Intermediate Density Lipoprotein«.

Normalerweise verschwindet etwa die Hälfte aller IDL-Partikel innerhalb von zwei bis sechs Stunden aus dem Kreislauf. Die IDL binden sich nämlich sehr fest an Leberzellen, die ihnen wiederum das Cholesterin entziehen, um daraus neue VLDL-Partikel und Gallensäure zu produzieren. Verantwortlich für diese feste Bindung ist das Apoprotein E. Denn es fühlt sich eher zu den LDL-Rezeptoren hingezogen als das Apoprotein B.

Aus IDL wird LDL

Und was passiert mit den IDL-Partikeln, die die Leber nicht aufnimmt? Die schwimmen lange im Blutstrom und werden schließlich in ein Lipoprotein geringer Dichte (LDL) mit einem einzigen Eiweiß, dem Apoprotein B, umgewandelt. So entstandene LDL fühlen sich zunächst von den LDL-Rezeptoren nicht übermäßig stark angezogen. Rund zweieinhalb Tage zirkulieren sie im Blutstrom, bevor sie sich an LDL-Rezeptoren in der Leber und anderen Geweben binden.

Die Funktion der Lipoproteine

Nur relativ kurz sollte erwähnt werden, woran die Wissenschaftler zur Zeit arbeiten. Wie wir wissen, brauchen Fette (Lipide) ein Transportmittel im Blut. Dazu nehmen sie Eiweißpartikel, also Proteine. Diese Eiweiß-Fett-Verbindungen nennt man Lipoproteine, und sie werden je nach ihrer Zusammensetzung unterteilt in:

Die vier Lipoproteine

- VLDL (Lipoproteine sehr geringer Dichte),
- LDL (Lipoproteine geringer Dichte mit einem hohen Fettanteil),

- HDL (Lipoproteine hoher Dichte und vor Arteriosklerose schützend),
- Chylomikronen.

Verschiedene Apoproteine

Mit hochempfindlichen technischen Geräten können solche Lipoproteine zerteilt werden. Diese aufgesplitteten Proteine nennt man »Apoproteine« oder »Apolipoproteine«.

Jedes LDL enthält ein Apoprotein B – im Gegensatz zum »guten« HDL, das die Apoproteine A-I, A-II, C und E, aber kein Apoprotein B eingelagert hat. Deswegen vermuten die Wissenschaftler, daß es an den beiden Apoproteinen A-I und A-II liegt, ob jemand vor Fettstoffwechselstörungen geschützt ist oder nicht.

Risiko rechtzeitig erkennen

Ziel all dieser Forschungen ist, anhand feinster Blutbestimmungen möglichst früh vorhersagen zu können, wer ein Arterioskleroserisiko und damit ein Risiko für Herzerkrankungen oder -infarkt hat und wer nicht. Besonders wichtig ist dies bei Neugeborenen und Kindern, deren Eltern belastet sind. Zum Glück kommen nur ganz wenige Menschen mit einem angeborenen Arterioskleroserisiko zur Welt. Sie leiden an einer erblichen Stoffwechselerkrankung, an der sogenannten »familiären Hypercholesterinämie«. Was sie bewirkt, erfahren wir im folgenden Kapitel.

Verlassen wir nun diesen hochwissenschaftlichen Bereich und konzentrieren wir uns wieder auf die Arteriosklerose.

In dem Kapitel »Die Rolle der LDL-Rezeptoren« wurde die Bedeutung des LDL-Rezeptors beschrieben. Hier noch einmal eine kurze Zusammenfassung:

Kennzeichen des LDL

Jedes Lipoprotein geringer Dichte (LDL) hat zwei Merkmale – seinen Reichtum an Cholesterin im Zellkern und das Apoprotein B in der Außenhülle. Dieses Apoprotein B ist dafür verantwortlich, daß sich die LDL an bestimmten Zellen festsetzen. In jenen Zellen steckt nämlich so etwas wie eine Peilantenne, die nur das Apoprotein B anpeilt und anzieht – der LDL-Rezeptor. Die Bedeutung und die Folgen für die Entstehung und Vermeidung der Arteriosklerose im Zusammenhang mit dem LDL-Rezeptor wurden Brown und Goldstein richtig klar, als sie feststellten: Manchen Menschen fehlt dieser LDL-Rezeptor in den Zellen total, manche haben wesentlich weniger LDL-Rezeptoren als andere Menschen.

Erbliche Stoffwechselerkrankung

Dabei handelt es sich um Menschen, die an einer ererbten Krankheit leiden, an der »familiären Hypercholesterinämie«. Bereits 1937 beschrieb der norwegische Arzt Carl Müller ein Krankheitsbild, das sich zusammensetzte aus krankhaft erhöhtem Cholesterin im Blut, Xanthomen (gutartige Vergrößerungen an Geweben durch Fetteinlagerungen, z.B. am Gesäß, Ellbogen, Knie, Ferse, an und um das Augenlid usw.) und vorzeitiger koronarer Herzerkrankung. Nach Auswertung von 76 Krankheitsberichten aus 17 Familien kam Müller zu dem Schluß, daß es sich bei einem derartigen Krankheitsbild um eine erbliche Stoffwechselerkrankung handeln muß.

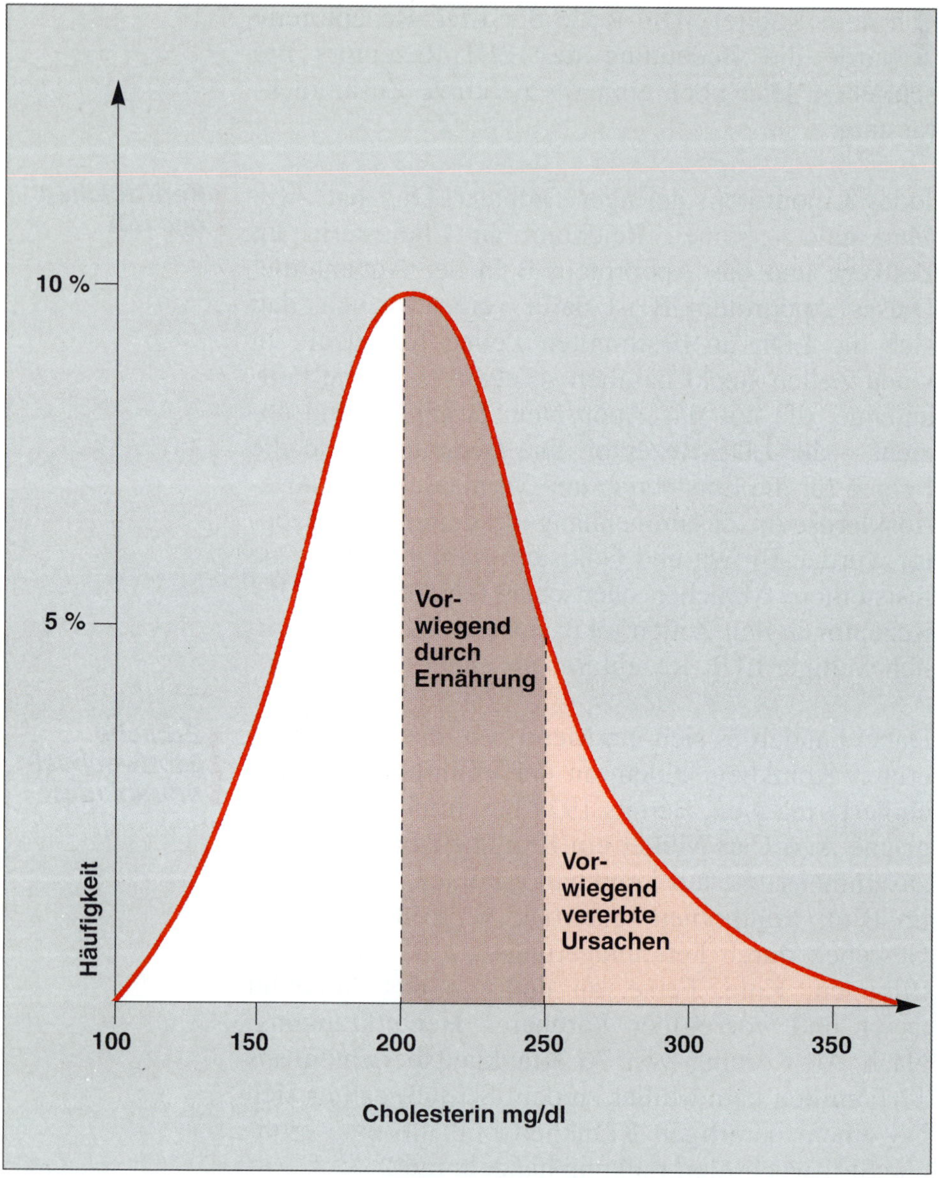

Ursachen und Häufigkeit der Cholesterinwerte

Seitdem wurde viel geforscht über die Ursachen der ererbten Fettstoffwechselstörungen oder Hypercholesterinämie, wie die Mediziner diese Stoffwechselerkrankung nennen. Wie wirkt sie sich aus?

Ein Beispiel:

Ein Fallbeispiel

In die Universitätsklinik in Dallas/Texas wurde im September 1983 ein sechsjähriges Mädchen eingeliefert, das bereits im Alter von drei Monaten (!) die ersten Xanthome (Gewebevergrößerungen durch Fetteinlagerungen) aufwies. Als das Mädchen in die Klinik eingewiesen wurde, waren ihre Triglyceridwerte normal, aber der Gesamtcholesterinspiegel (HDL + LDL) lag extrem hoch: 1 225 mg/dl. Das Kind hatte eine sich rasch verschlechternde Angina pectoris und einen Herzinfarkt. Die Ärzte entschlossen sich zu einer Bypass-Operation, bei der man einen »Umgehungsweg« um ein verschlossenes Gefäß mit einer möglichst körpereigenen Arterie macht. Kurz nach der Operation hatte das kleine Mädchen erneut eine schwere Angina pectoris, man stellte einen zweiten Bypass her. Ende Dezember bekam das Kind wieder Angina-pectoris-Anfälle, die Herztätigkeit wurde immer schlechter. Mitte Februar 1984 entschlossen sich die Ärzte zu einer gleichzeitigen Transplantation von Leber und Herz. Dieser riskante Eingriff bei dem nun knapp sieben Jahre alten Kind dauerte 16 Stunden. Wenige Tage nach der Transplantation lag das Gesamtcholesterin bei unter 200 mg/dl, die Xanthome verschwanden während der zehn Wochen dauernden Nachbehandlungsphase fast völlig. Das Mädchen lebt heute noch.

Warum dieser Fall hier erzählt wird? Aus zwei Gründen: Familiäre, also schwere, ererbte Hypercholesterinämien sind relativ selten. Wenn aber jemand daran erkrankt ist, merkt man dies fast immer schon im Kindesalter. Von der familiären Hypercholesterinämie existieren zwei verschiedene Formen: Die **mischerbige** und die – wesentlich schwerwiegendere – **reinerbige** Form.

Zwei Formen

Häufigere Form

Die mischerbige Form (heterozygote familiäre Hypercholesterinämie) kommt etwa bei einem unter 500 Kindern vor. Der LDL-Spiegel im Blutplasma ist schon vor der Geburt doppelt so hoch, wie er sein sollte. Die meisten Menschen mit einer mischerbigen Form erleiden ihre ersten Herzanfälle bereits im Alter von Mitte 30.

Seltene Form

Kinder mit einer reinerbigen Form (homozygote familiäre Hypercholesterinämie) – ungefähr eines unter einer Million – haben schon vor der Geburt einen mehr als sechsmal höheren LDL-Spiegel als ein normaler Mensch. Bereits im Alter von zwei Jahren können bei ihnen Herzanfälle auftreten, ziemlich sicher erleiden sie einen Herzinfarkt mit etwa zwanzig Jahren.

Die wichtigsten Erkenntnisse über die familiäre Hypercholesterinämie verdanken wir wiederum den beiden texanischen Forschern Brown und Goldstein.

Verändertes Gen

Sie haben festgestellt, daß diese Erkrankung durch eine Veränderung (Mutation) des Gens hervorgerufen wird, das für die Bildung des LDL-Rezeptors verantwortlich ist. Wir wissen, daß Gene unsere Erbanlagen bestimmen, und zwar durch Chromosomen, die immer paarweise auftreten. Die menschliche Körperzelle hat insgesamt 23 Chromosomenpaare, die sich nach Größe und Gestalt voneinander unterscheiden. Eine Veränderung am Chromosom 19 verursacht, daß von den Zellen keine, nur wenige oder defekte LDL-Rezeptoren gebildet werden. Die Zellen ziehen folglich keine LDL mehr heran, sondern das LDL schwimmt weiter im Blut und erhöht so den Cholesterinspiegel.

Mangel an Rezeptoren

Kindern mit einer mischerbigen Form wurde von einem Elternteil ein normales, vom anderen Elternteil ein verändertes Gen vererbt. Goldstein und Brown wiesen nach, daß von jeweils zwanzig Menschen, die im Alter von unter 60 Jahren Herzanfälle haben, einer an einer mischerbigen (heterozygoten) Form der familiären Hypercholesterinämie leidet.

Herzkrank schon im Kindesalter

Reinerbig betroffene Menschen entwickeln koronare Herzkrankheiten schon in der Kindheit oder Jugend. Dies passiert, wenn zwei mischerbige Träger – statistisch bei einer unter 25000 Eheschließungen – heiraten. Dann kann das Kind mit 25%iger Wahrscheinlichkeit zwei defekte Gene erben, nämlich von jedem Elternteil eines. Bemerkenswert ist, daß diese Kinder außer ihrem stark überhöhten LDL-Cholesterinspiegel keinerlei andere Risikofaktoren für Arteriosklerose aufweisen: Sie haben einen normalen Blutdruck, kein Übergewicht, sie sind nicht zuckerkrank, und der Risikofaktor Rauchen entfällt bei ihnen ohnehin. Dagegen wird bei den mischerbigen Personen die Ausprägung und Schwere ihrer Krankheit durch weitere Risikofaktoren wie Rauchen, Hochdruck oder Übergewicht mitbeeinflußt.

Mischerbige Form

In Westeuropa kommt die mischerbige Form bei etwa einem unter 500 vor. Das heißt, daß in der Bundesrepublik etwas über 150 000 Menschen Träger eines veränderten Erbfaktors für LDL-Rezeptoren sind und damit ein erhöhtes Risiko für eine koronare Herzkrankheit haben. Die Nobelpreisträger Goldstein und Brown untersuchten reinerbige Patienten und stellten fest, daß sie überhaupt keine funktionsfähigen LDL-Rezeptoren besaßen oder nur sehr wenige. Die Zellen können also das LDL nicht wirkungsvoll binden, aufnehmen und abbauen. Die Zellen der mischerbigen Patienten mit einem normalen und einem veränderten Gen dagegen können LDL mit der halben der sonst üblichen Geschwindigkeit aufnehmen und abbauen. Sie arbeiten sozusagen mit halber Kraft, weil sie nur eine halbe »Belegschaft« von LDL-Rezeptoren besitzen.

Reinerbige Form

Wie wird nun das LDL bei reinerbigen Patienten überhaupt abgebaut? Dazu markierten Brown und Goldstein das LDL bei reinerbigen Personen und bemerkten, daß deren Partikel im Blutstrom mehr als doppelt so lange verbleiben wie die LDL-Partikel bei Menschen mit einem normalen Rezeptor-Gen. Außerdem stellten sie fest, daß der Organismus von reinerbigen Personen täglich doppelt so viel LDL produziert wie der von gesunden. Wieso zieht ein defekter LDL-Rezeptor eine Überproduktion von LDL nach sich?

Die Antwort bekamen Goldstein und Brown aus Untersuchungen an einem bemerkenswerten Kaninchenstamm, der einen dem Menschen ähnlichen genetischen Defekt hat.

Besondere Kaninchen

Entdeckt hatte diese Kaninchen Yoshio Watanabe von der medizinischen Fakultät der Universität Kobe/Japan im Jahre 1978. Deswegen werden die Tiere »Watanabes erblich hyperlipidämische Kaninchen« (WHHL = Watanabe heritable hyperlipidemic) genannt. Sie produzieren weniger als fünf Prozent der normalen Anzahl von LDL-Rezeptoren. Von Geburt an haben sie einen erhöhten LDL-Spiegel, rasch entwickeln sie eine Arteriosklerose, die dann nach etwa zwei Jahren zu Herzanfällen führt. Sie stellen also zu viel LDL her und brauchen zu lange, es abzubauen. Den Tieren wurde nun markiertes VLDL, eine Vorstufe von LDL, gespritzt, um den Fetttransport in der Blutbahn verfolgen zu können.

Die Wissenschaftler sahen, daß den VLDL-Partikeln die Triglyceride entzogen wurden – wie wir dies von unserem eigenen Fettstoffwechsel kennen. Es entstanden die Zwischenpartikel IDL. Diese verschwanden bei normalen Kaninchen rasch aus dem Kreislauf, weil sie sich an die Rezeptoren der Leberzellen banden. Bei den WHHL-Kaninchen fehlten den Leberzellen die Rezeptoren. Folge: Die IDL-Partikel verwandelten sich in LDL-Partikel und kreisten weiter in der Blutbahn. Zu wenig LDL-Rezeptoren wirken sich folglich auf zweierlei Weise aus: in einer erhöhten Produktion von LDL und in einem verminderten Abbau von LDL.

Schlüsselrolle der Leber

Daß die Leber im Stoffwechsel eine Schlüsselstellung einnimmt, wird deutlich am Beispiel der Lebertransplantation des kleinen amerikanischen Mädchens. Nach der Lebertransplantation sank der LDL-Cholesterinspiegel rapide.

Inzwischen weiß man, daß es bei solchen Menschen, die also kaum oder keine LDL-Rezeptoren besitzen, nach der Transplantation zu einer Vermehrung der LDL-Rezeptoren auf 60% des Normalwertes kommt. Daraus schloß man, daß über die Hälfte der LDL-Rezeptoren in der Leber sitzen. Bei diesen Patienten, denen keine andere Therapieform helfen kann, kommt deswegen eine Lebertransplantation zumindest theoretisch in Betracht. Seit einiger Zeit weiß man von einem erblich bedingten Faktor, Lp (a) genannt, der unabhängig vom Cholesterinspiegel ein Arterioskleroserisiko anzeigt.

Möglichkeit der Operation

Frühe Untersuchung wichtig

Aus dieser ausführlichen Beschreibung der ererbten Stoffwechselstörung bei Fettstoffen sollten wir eines gelernt haben, wofür auch immer mehr Mediziner eintreten: Den Cholesterinspiegel so früh wie möglich messen lassen. In vielen Kliniken wird dies inzwischen schon routinemäßig bei Neugeborenen gemacht. Kinder von belasteten Eltern sollten schon als 3- bis 4jährige auf ihre Cholesterinwerte hin untersucht werden, spätestens während oder kurz nach der Pubertät. Inzwischen tendieren verschiedene Ärzte sogar zu einer »Kindergartenvorsorgeuntersuchung«, um die Entstehung einer Arteriosklerose einfach von vornherein zu unterbinden.

Das »National Cholesterol Education Program« in den USA empfiehlt, bei allen Erwachsenen ab dem 20. Lebensjahr regelmäßig die Cholesterinwerte messen zu lassen.

Seit dem 1. Oktober 1989 hat jeder Erwachsene ab dem vollendeten 35. Lebensjahr alle zwei Jahre Anspruch auf einen kostenlosen Gesundheits-Check-up (§ 25 des SGB V, Gesundheitsreformgesetz). Diese Gesundheitsuntersuchung dient zur Früherkennung von Herz-Kreislauf- und Nierenerkrankungen sowie von Zuckerkrankheit.

Gesundheits-Check-up ab 35

Mit der Blutuntersuchung werden nicht nur Fettstoffwechselstörungen (Cholesterin, Triglyceride) erfaßt, sondern auch andere Risikofaktoren wie Diabetes, Gicht und Nierenfunktionsstörungen.

Blutuntersuchung

Mit der Urinuntersuchung wird der Eiweißgehalt bestimmt, außerdem die roten und weißen Blutkörperchen sowie mögliche Bakterien im Hinblick auf Nierenerkrankungen.

Urinuntersuchung

Die hohe und seit Jahren nahezu unveränderte Herzinfarktrate bei unserer Bevölkerung sollte doch Motiv genug sein, diese kostenlose umfassende Krankheitsvorsorge regelmäßig vom Hausarzt durchführen zu lassen. Gerade weil sehr häufig nachgewiesen wurde, daß die Risikofaktoren für einen Herzinfarkt, Schlaganfall, für Arteriosklerose und koronare Herzerkrankungen, speziell aber auch hohe Cholesterin- und Triglyceridwerte im Blut, anfangs sehr leicht abbaubar sind.

Es wäre ein Fehler, die Bestimmung der Cholesterinwerte zu lange hinauszuschieben oder gar bis zu den ersten Herzbeschwerden zu warten. Denn bei der Arteriosklerose handelt es sich um einen krankhaften Prozeß, der bereits in der Kindheit – beispielsweise durch falsche Ernährung – einsetzen kann. Vorsorge und – wenn nötig – möglichst frühzeitige

Behandlung von Fettstoffwechselstörungen schützen dagegen vor Arteriosklerose und ihren Folgeerkrankungen.

Deshalb:

- Bei Werten über 200 mg/dl Gesamtcholesterin ist es wichtig, die Höhe von HDL- und LDL-Cholesterin zu kennen.
  Viele Ärzte empfehlen für bestimmte Risikogruppen sogar:
- Schon in der Kindheit, spätestens mit 20 Jahren Cholesterin- und Triglyceridwerte bestimmen lassen!
- Ab dem 35. Lebensjahr Gesundheits-Check-up wahrnehmen, und alle 2 Jahre den Cholesterinspiegel prüfen lassen!
- Ab dem 40. Lebensjahr alle ein bis zwei Jahre Gesamtcholesterin und Triglyceridspiegel messen lassen!

Richtlinien für Blutfettwerte

Seit mehr als dreißig Jahren sind koronare Herzkrankheiten und damit auch die Arteriosklerose die führende Todesursache in allen hochindustrialisierten Ländern – in all jenen Ländern, die eine ähnliche Lebens- und Ernährungsweise verbindet. Herz-Kreislauf-Erkrankungen sind nicht von ungefähr die häufigsten und gefährlichsten Zivilisationskrankheiten: Mehr als ein Drittel der erwachsenen Bundesbürger hat zu viel Cholesterin im Blut, fast 20% einen zu hohen Triglyceridspiegel. Manche Wissenschaftler befürchten, daß eine weit größere Zahl von Menschen – bis zu 70% – betroffen sein könnte. Als zusätzliche Risikofaktoren kommen noch Übergewicht, Bluthochdruck, Rauchen, Zuckerkrankheit und übermäßiger Kochsalzkonsum dazu. Doch vergleicht man die Sterblichkeitsrate infolge von Herzerkrankungen in der Bundesrepublik mit denen einiger anderer Industriestaaten, so sticht ein gegenläufiger Trend ins Auge: In der Bundesrepublik nahm sie in den letzten zehn Jahren um etwa drei Prozent zu – mehr sogar noch bei Frauen, in den USA und Japan nahm sie im gleichen Zeitraum um mehr als ein Viertel ab. Woran liegt das?

Die häufigsten Krankheiten

Zusätzliche Risikofaktoren

Wir Deutschen haben noch kein ausgeprägtes »Cholesterin-Bewußtsein« entwickelt wie beispielsweise die Amerikaner. Dort wird die Bevölkerung seit einigen Jahren durch regelrechte »Cholesterin-Kreuzzüge« – breit angelegte, gut durchdachte und klar verständliche Kampagnen – aufgeklärt.

Cholesterin-Bewußtsein entwickeln

Test-aktionen

Wie sieht das bei uns aus? Trotz einer wachsenden Anzahl von Aufklärungs-Kampagnen hinken wir deutlich hinterher. Darauf deuten beispielsweise die Meßwerte aus dem »Cholesterin-Bus« hin, der 1988 in zahlreichen Städten der Bundesrepublik als Teststation zur Sofortbestimmung des Cholesterinspiegels unterwegs war: Auf freiwilliger Basis wurden Frauen und Männer getestet und festgestellt, ob ihre Werte unter 200 mg/dl Gesamtcholesterin lagen. Im Rahmen der im März 1988 gestarteten »Bayerischen Cholesterin-Aktion« wurden bis zum Jahresende 13134 Personen getestet. Davon hatte fast die Hälfte, nämlich 49%, einen Cholesterinwert über 200 mg/dl.

Weltweite Richtlinien

Erstaunlich ist, daß manche Ärzte immer noch einen Gesamtcholesterinwert von 200 plus Alter (in mg/dl) für »normal« halten. Manche finden sogar noch Werte bis 300 passabel. Dabei haben sich weltweit auf zahlreichen sogenannten »Consensus-Konferenzen« die Wissenschaftler auf die Zahl 200 mg/dl als allgemeingültige Grenze zwischen ›normal‹ und ›erhöht‹ festgelegt.

Wie wird gemessen?

Die Höhe der LDL, HDL, VLDL oder Triglyceride wird im Blutserum gemessen, und zwar in Milligramm (mg) pro 100 Milliliter = 1 Deziliter (dl). So hat dann beispielsweise jemand einen (Gesamt-) Cholesterinspiegel von 260 mg/dl – was zu hoch ist.

Fassen wir im Überblick zusammen, wie die weltweit empfohlenen und nach dem neuesten Stand der Wissenschaft erarbeiteten Richtlinien oder Meßwerte aussehen sollten:

Richtlinien zu den Blutfettwerten

- Bei Kindern und Jugendlichen darf der LDL-Spiegel nicht höher als 100 mg/dl sein.
- Bei Erwachsenen zwischen 18 und 29 Jahren sollte der Gesamtcholesterinspiegel unter 180 mg/dl liegen.
- Bei Erwachsenen über 30 Jahren sollte der Cholesterinspiegel nicht über 200 mg/dl steigen.
- Der Triglyceridspiegel sollte ebenfalls weniger als 200 mg/dl betragen.
- Bei erhöhtem Triglycerid- und/oder Cholesterinspiegel (jeweils über 200 mg/dl) sollten HDL- und LDL-Werte separat gemessen werden, ebenso bei Risikopersonen. Das HDL-Cholesterin muß mindestens 35 mg/dl betragen, das LDL-Cholesterin sollte unter 160 mg/dl liegen.
- Liegt das HDL unter 35 mg/dl, muß es angehoben werden, gegebenenfalls medikamentös.
- Liegt der LDL-Cholesterinwert zwischen 160 und 190 mg/dl oder das Gesamtcholesterin zwischen 200 und 240 mg/dl, sollten diätetische Maßnahmen ergriffen werden, ebenso bei einem Triglyceridspiegel von über 200 mg/dl.
- Ein LDL-Spiegel über 190 mg/dl oder ein Gesamtcholesterinspiegel über 240 mg/dl gilt als pathologisch, also bereits als krankhaft, und muß mit einer Spezialdiät sowie evtl. mit Medikamenten gesenkt werden.
- Diese Richtlinien gelten nur für Menschen, die keine zusätzlichen Risikofaktoren aufweisen.

Nicht nur diese Meßwerte wurden anhand der Studien auf den Consensus-Konferenzen festgelegt, sondern auch der alte Streit gelöst, was nun die Hauptursache von Herz-Kreislauf-Erkrankungen, Infarkten und Schlaganfällen ist. Hauptursache ist neben Rauchen, hohem Blutdruck, Zuckerkrankheit (Diabetes) und Übergewicht vor allem ein deutlich erhöhter Cholesterinspiegel im Blut.

Risikofaktor Cholesterin

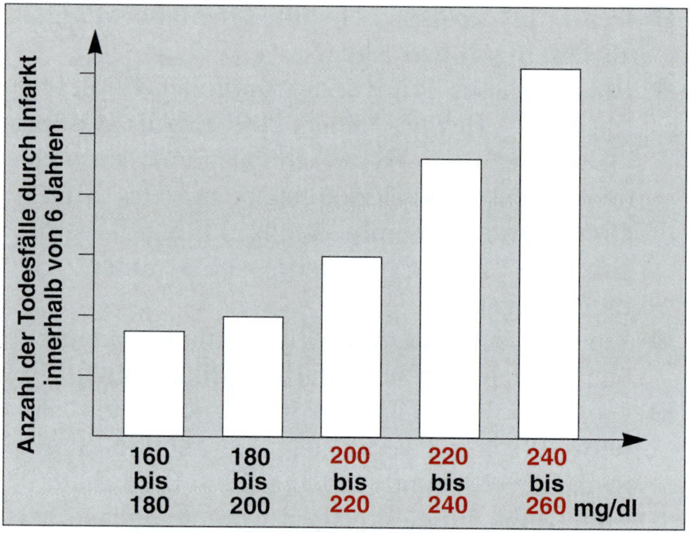

Häufigkeit der Todesfälle durch Herzinfarkt und Cholesterinwerte

Natürlich hatten die Patienten dieser Studie (siehe Grafik) auch andere Risikofaktoren. So müssen zum Beispiel bei der Gruppe 160 – 180 mg/dl und 180 – 200 mg/dl Gesamtcholesterin eben gerade andere Risikofaktoren entscheidend gewesen sein. Man kann aber sehen, daß auf der anderen Seite mit einer

Zunahme des Cholesterinspiegels das Risiko, einen Herzinfarkt zu erleiden, ebenfalls ansteigt.

Ergebnis zahlreicher Studien

Nun haben die Wissenschaftler diesen Grenzwert von 200 mg/dl bei dem Gesamtcholesterin nicht willkürlich festgelegt. Ganz im Gegenteil: In zahlreichen Studien, die an verschiedenen Orten dieser Welt und völlig unabhängig voneinander gemacht wurden, kam man immer wieder zu den gleichen Ergebnissen. Wenn Sie sich für Einzelheiten dieser wissenschaftlichen Studien interessieren, finden Sie einen Überblick im nächsten Kapitel.

Die Erkenntnisse der wichtigsten wissenschaftlichen Studien

– Die WHO-Studie (World Health Organization) konnte 1978 positiv nachweisen, daß eine Senkung des Gesamtcholesterins zu einem Rückgang der Zahl der Herzinfarkte führt.

– Die Framingham-Studie (Framingham Heart Study), eine der längsten und aufwendigsten Studien, die je gemacht wurde, wies in den späten siebziger Jahren hinsichtlich der Blutfette nach: Zwischen dem HDL-Cholesterin und dem Auftreten von koronaren Herzerkrankungen besteht eine »umgekehrte« Beziehung: Je niedriger das HDL, desto höher das Risiko für Schädigungen der Herzkranzgefäße – und je höher das HDL, desto besser. Außerdem wurde festgestellt, daß das Risiko um so höher ist, je höher das LDL-Cholesterin ansteigt.

Je höher HDL, desto besser

- Die CDP-Studie (Coronary Drug Project, 1986) bewies bei einer Nachanalyse von Daten der Patienten, die bereits einen Infarkt überlebt hatten, daß unter einer geeigneten Therapie mit entsprechenden Arzneimitteln (Nikotinsäure-Präparate) die Rate der nichttödlichen Re-Infarkte (erneuter Infarkt) sinkt und die Sterblichkeitsrate zurückgeht.

Arzneimittelstudie

- Die LRC-CPPT-Studie (Lipid Research Clinics-Coronary Primary Prevention Trial, 1984) war die erste Studie, mit der die Wirkung des medikamentösen Lipidsenkers Colestyramin getestet wurde. In dieser Studie, die bei Männern mit Cholesterinspiegeln oberhalb von 294 mg/dl durchgeführt wurde, ergab sich für jede Senkung des Cholesterinspiegels um 1% eine Verminderung des Risikos für Krankheiten der Herzkranzgefäße um 2%.
- Die CLAS-Studie (Cholesterol Lowering Atherosclerosis Study, 1987) bewies zwei Dinge: Eine cholesterinsenkende Therapie kann die naturgemäße Weiterentwicklung von Ablagerungen, die bereits in den Arterien vorhanden sind, rückgängig machen. Außerdem verbessert eine medikamentöse LDL-Cholesterinsenkung die Durchgängigkeit der Arterien und somit auch die Chancen bei Patienten, die bereits eine Bypass-Operation hinter sich haben (Bypass bedeutet Überbrückung von Adern – Arterien –, die durch Arteriosklerose geschädigt und ausgefallen sind; dies geschieht durch Einsetzen einer neuen Ader als »Umgehungsstrecke«).
- Die FATS-Studie (Familial Atherosclerosis Treatment Study, 1991) untermauerte sozusagen die

Ergebnisse der CLAS-Studie: Bei Patienten mit koronarer Herzerkrankung und einer positiven Familienanamnese, die ein hohes Infarktrisiko haben, kann durch eine intensive lipidsenkende Therapie das Fortschreiten der KHK gemindert, die Rückbildung der Plaques verstärkt und die Zunahme von kardiovaskulären Zwischenfällen gesenkt werden. Dank der medikamentösen Therapie (und der Diät natürlich) erreichte man einen Rückgang der Erkrankung bzw. Sterblichkeit infolge von Herzerkrankungen um bis zu 78 % und eine Abnahme der Arteriosklerose um bis zu 54 %.

Größte Studie in Deutschland

– Die PROCAM-Studie (Prospective Cardiovascular Munster Trial oder zu deutsch »Prospektive Cardiovaskuläre Münster-Studie«) ist die größte Studie, die in Deutschland durchgeführt wurde. Deswegen soll an ihrem Beispiel kurz erläutert werden, wie eine derartige Studie überhaupt zustande kommt:

  Das Institut für Arterioskleroseforschung der Universität Münster, unterstützt vom Land Nordrhein-Westfalen, begann mit dem Projekt 1979. Ziel der Studie war, die Häufigkeit von Herzinfarkt-Risiko-Ursachen in der Bevölkerung zu erkennen, die Vorhersage und Früherkennung der koronaren Herzkrankheit (KHK) im Einzelfall zu verbessern und Empfehlungen zur Primärprävention (sozusagen: allerfrüheste Vorsorge) von Gefäßkrankheiten aus den Studienergebnissen abzuleiten.

  Dazu wurden Betriebsangehörige von Firmen und Mitarbeiter des öffentlichen Dienstes auf Risikofaktoren der KHK untersucht. Neu auftretende

Fälle von tödlichen und nichttödlichen Herzinfarkten und Schlaganfällen wurden ständig beobachtet und diese Ergebnisse, Daten und Veränderungen der einzelnen Personen gespeichert und untereinander verglichen.
Bis Mitte 1985 nahmen an der Studie 18403 Mitarbeiter aus 40 Betrieben und öffentlichen Verwaltungen freiwillig teil, und zwar aus dem Einzugsbereich Münster, Ost-Westfalen, südliches Münsterland sowie aus dem nördlichen Rand des Ruhrgebietes. Ein Drittel der Teilnehmer waren Frauen, zwei Drittel Männer. Ihr Alter lag zwischen 17 und 65 Jahren. Ein Drittel der Probanden war unter 35 Jahren, die anderen zwischen 35 und 45 beziehungsweise über 45 Jahre alt waren.

Rauchen: häufigster Risikofaktor

Der häufigste Risikofaktor für koronare Herzerkrankungen war sowohl bei den Männern als auch bei den teilnehmenden Frauen der Zigarettenkonsum, wobei der Anteil der Männer mit 39,1 % an Rauchern höher lag als bei den Frauen (33,8 %). Auch Übergewicht und erhöhte Blutfettwerte wurden bei Männern (32,8 und 16,5 %) häufiger als bei den Frauen (30,0 und 13,2 %) registriert.

Männer mehr betroffen

Triglyceridwerte von 200 mg/dl und mehr traten bei Männern fast fünfmal so oft auf wie bei Frauen, erhöhte Harnsäurekonzentrationen (Hyperurikämie) sogar achtmal so oft.
13 % der Männer und 10,4 % der Frauen hatten Gesamtcholesterinwerte von über 260 mg/dl – Werte also, die bereits eine Behandlung mit Arzneimitteln notwendig machen.
Erhöhte Blutzuckerwerte fanden sich bei 2,4 % der männlichen und 1,3 % der weiblichen Teilnehmer. Dagegen hatten Frauen (22,1 %) häufiger als

Männer (16,6 %) einen zu niedrigen HDL-Cholesterinspiegel. Es würde zu weit führen, nun sämtliche Erkenntnisse der PROCAM-Studie hier darzustellen. Zusammenfassend ergab sich:

Wichtiges Resultat

Der HDL-Wert im Blutserum hat den besten Aussagewert, ob jemand gefährdet ist für eine Erkrankung der Herzkranzgefäße oder nicht. Je niedriger der HDL-Cholesterinwert, desto höher das Risiko. Und noch etwas wurde durch die PROCAM-Studie herausgefunden: Erniedrigte HDL-Cholesterinkonzentrationen stehen überproportional häufig im Zusammenhang mit Zigarettenrauchen, Übergewicht und erhöhten Triglyceridwerten.

HDL als Arterioskleroseschutz

Wir sehen also, welch wichtigen Platz das HDL-Cholesterin als »Arterioskleroseschutz« einnimmt und umgekehrt, welchen Risikofaktor erhöhte LDL-Cholesterinwerte darstellen.

Bestätigt werden diese Ergebnisse durch eine spezielle Studie,

– die Helsinki Heart Study: Die Auswertung dieser Studie wurde am 12. November 1987 in Los Angeles beim Jahrestreffen der American Heart Association vorgestellt – mit einem Überraschungsergebnis:

  Der Rückgang an koronaren Herzerkrankungen war sogar noch größer, als es nach der 1:2-Regel der anderen Untersuchung (LRC-CPPT-Studie) zu erwarten gewesen wäre. Jede Senkung des Cholesterinspiegels um ein Prozent führte danach sogar zu einer Verminderung des Risikos für das Herz um vier Prozent! Zu diesem Resultat kam man bei der Behandlung von Patienten mit erhöhtem Gesamtcholesterin. (Die Erklärung der Behandlung mit Arzneimitteln folgt in einem späteren Kapitel.)

Wichtiger Zusammenhang

Zahlreiche Studien haben es inzwischen belegt: Das Risiko einer Herzerkrankung korreliert mit der Höhe des LDL-Cholesterins. Gelingt es, das LDL-Cholesterin ausreichend zu senken, ist es möglich, die Häufigkeit von Angina pectoris, Infarkt und Herztod zu reduzieren. Dazu muß der Patient außerdem das Rauchen einstellen, den Blutdruck normalisieren lassen und eine fettreduzierte Diät einhalten.

Richtlinien für die Cholesterinsenkung wurden im »National Cholesterol Education Program« (NCEP) herausgegeben, ebenso von der »Europäischen Atherosklerosegesellschaft« (EAS).

Hierzu haben wir im vorhergehenden Kapitel »Ererbte Fettstoffwechselstörung« bereits einiges erfahren. Hier sind die Ergebnisse noch einmal etwas ausführlicher (nach EAS):

Weitere Risikofaktoren

- Falls keine anderen Risikofaktoren vorhanden sind, sollte das Gesamtcholesterin bei 200 mg/dl liegen und der LDL-Wert unter 160 mg/dl.
- Bei Personen mit weiteren Risikofaktoren (Raucher, Übergewicht, Bluthochdruck, erhöhte Harnsäurewerte usw.) sollte der LDL-Spiegel auf 135 mg/dl oder noch tiefer gesenkt werden.

- Der Triglyceridspiegel sollte ebenfalls so niedrig wie möglich sein und 200 mg/dl keinesfalls überschreiten.
- Bei Patienten mit bereits vorhandener Gefäßschädigung muß der LDL-Wert stärker, d.h. bis unter 100 mg/dl gesenkt werden, um ein Fortschreiten der Gefäßerkrankung zu verhindern.

Außerdem zu beachten

Risikofaktoren der Arteriosklerose sind:
- Bluthochdruck,
- Diabetes (Zuckerkrankheit),
- Rauchen,
- niedrige HDL-Werte,
- Übergewicht und
- koronare Herzerkrankungen in der Krankengeschichte der jeweiligen Familie. Letzteres heißt, ein Risikofaktor besteht, wenn ein Elternteil beispielsweise einen Herzinfarkt erlitten hat oder möglicherweise an einer Erhöhung der Blutfettwerte leidet.

Die Behandlungsempfehlungen der EAS ähneln denen der American Heart Association, beziehungsweise denen der NCEP: An erster Stelle steht eine Änderung in der Ernährung und – wenn nötig – eine Gewichtsabnahme. Die Ernährungsumstellung beinhaltet folgende Empfehlungen:

Ernährung umstellen

- Weniger Fett essen (der Fettanteil darf höchstens 30% der Gesamternährung ausmachen)!
- Von den 30% Fett sollten etwa 10% gesättigte Fettsäuren, 10% ungesättigte und weitere 10% mehrfach ungesättigte Fettsäuren enthalten.
- Die Cholesterinaufnahme sollte unter 300 mg/Tag liegen.
- Pro Tag sollten 55% bis 60% der Nahrungsaufnahme aus Kohlenhydraten bestehen.

Bekommen Sie nun keine Angst vor diesen unbekannten »Fettsäuren«. Es klingt im Moment schwieriger, als es ist. Im Kapitel »Die richtige Ernährung« erfahren Sie darüber Näheres. Doch zunächst wollen wir uns mit den verschiedenen Risikofaktoren der Arteriosklerose befassen.

Farbtafel 3: Gesunde und verengte Ader

① Blick ins Innere einer gesunden Arterie (Schlagader). Die hellen »Löcher« sind die Abzweigungen von der Hauptschlagader.

② Die Pfeile zeigen die Stellen, an denen Arteriosklerose die Gefäßabzweigungen stark verengt hat und den Blutfluß behindert. Aber auch innerhalb der Hauptschlagader sind zahlreiche Ablagerungen erkennbar.

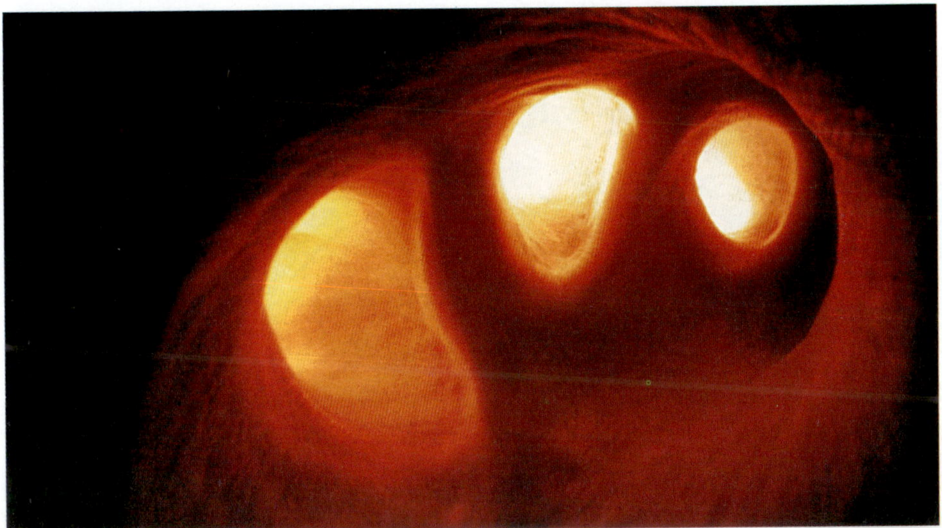

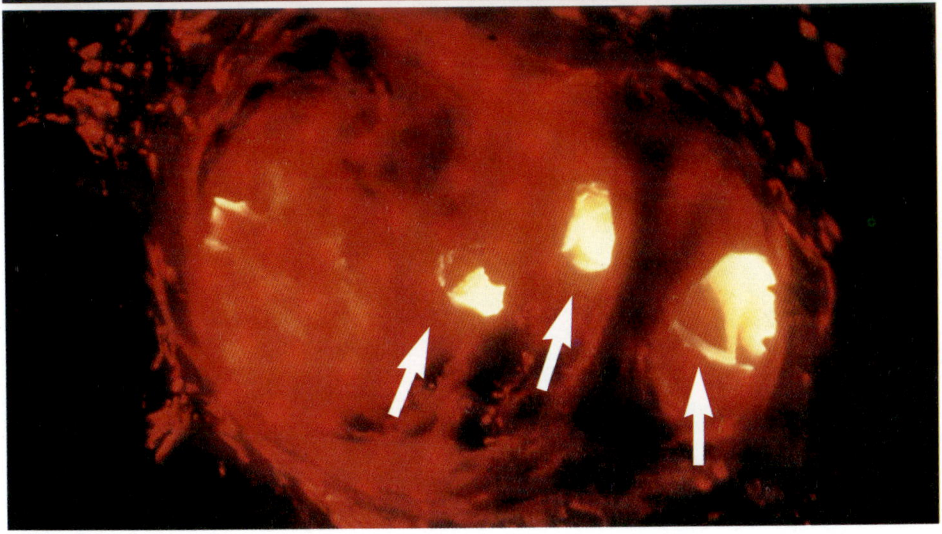

Farbtafel 4: Entwicklung der Arteriosklerose

Übersicht der Entwicklung von Arteriosklerose und der Schäden in einer Schlagader:

① Beschädigte Innenwand der Arterie.
② Blutplättchen und Freßzellen der Körperabwehr versuchen, die Schäden zu beheben.
③ Bildung von Schaumzellen durch Aufnahme von überschüssigem Cholesterin.
④ Einlagerung von Fettstoffen in die Gefäßwand und Verengung der Arterie.

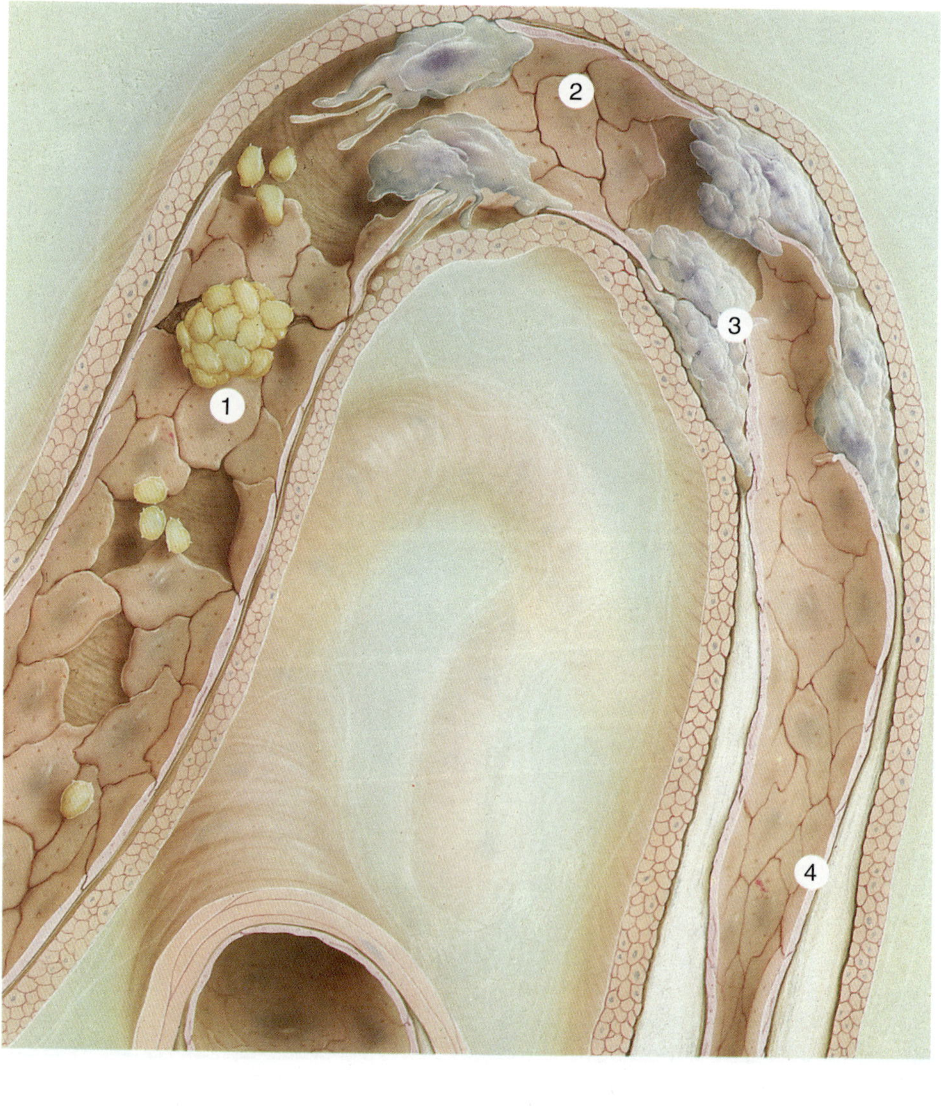

Risikofaktoren vervielfachen die Arteriosklerosegefahr

Ein ständig erhöhter LDL-Cholesterinspiegel, aber auch ständig zu hohe Triglyceridwerte sind die Hauptursachen im Drama »Herztod«, dem möglichen Schlußpunkt einer Arteriosklerose. In der (ehemaligen) Bundesrepublik starben 1989 76193 Menschen an Herzinfarkt, an Schlaganfall 83805,

Hochdruck und Arteriosklerose treten häufig gemeinsam auf und beeinflussen sich gegenseitig

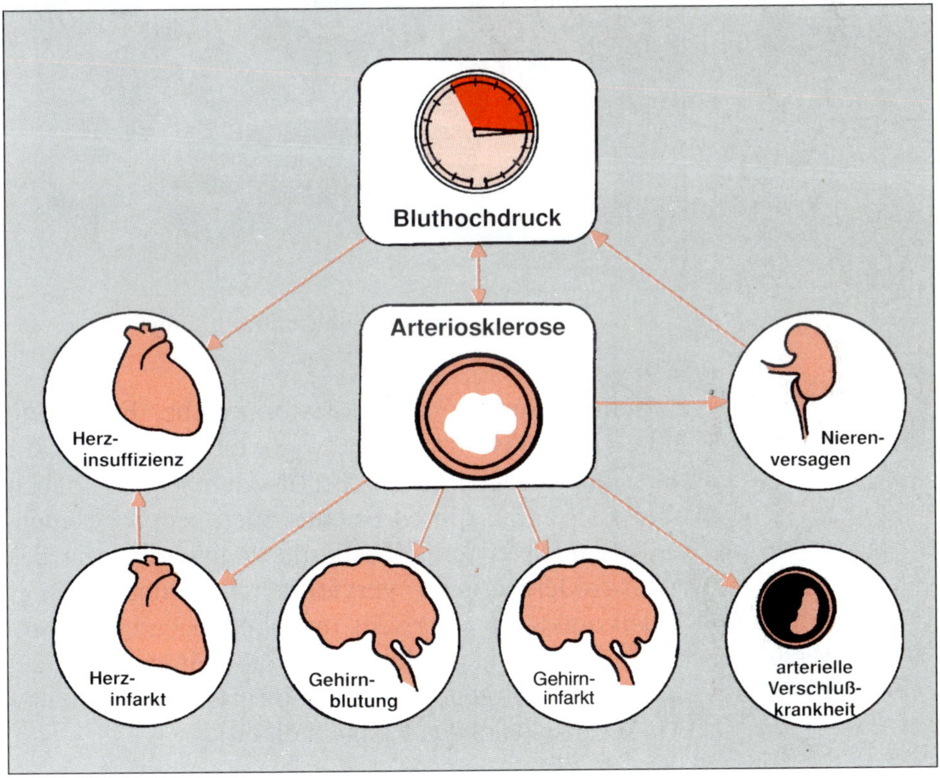

Todesursache Nr. 1

davon in Bayern 12088 an Herzinfarkt und 9938 an Schlaganfall, Folgen einer Arteriosklerose. Wir dürfen nicht vergessen, daß die Todesursache Nr. 1 nicht etwa im Bereich der Krebserkrankungen zu suchen ist, sondern eindeutig bei Herz-Kreislauf-Erkrankungen – meist Folgen der Arteriosklerose.

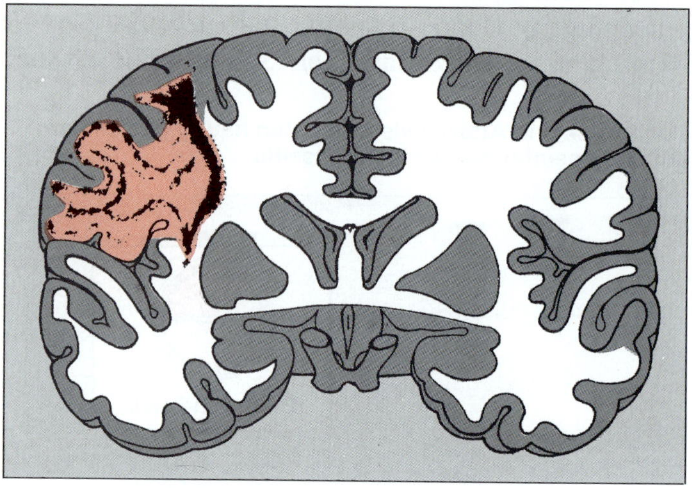

Schlaganfall durch Gehirnblutung

Hauptursache

Falsche, nämlich zu cholesterinreiche Ernährung halten die Wissenschaftler weltweit inzwischen für die Hauptursache einer Arteriosklerose. Wir haben aber zu Beginn dieses Buches auch schon gesehen, daß es noch andere »Risikofaktoren« gibt, die das Arterioskleroserisiko vervielfachen können. Unter »Risikofaktoren« versteht man Lebensbedingungen, die krank machen oder die Gefahr einer Krankheit anzeigen, sich gegenseitig beeinflussen und in einer Art Wechselspiel das Risiko steigern.

Weitere Risikofaktoren

Risikofaktor Nummer eins für eine Arteriosklerose und damit für einen Herzinfarkt sind – wie wir inzwischen wissen – ständig erhöhte Blutfettwerte, zu hohe LDL-Cholesterinwerte. Bei einem Schlaganfall dagegen ist der Risikofaktor Nummer eins die Hypertonie, der zu hohe Blutdruck.

Hinsichtlich der Arteriosklerose gibt es außer erhöhten Blutfettwerten weitere Risikofaktoren, die man generell unterscheidet in

- nicht beeinflußbare Risikofaktoren und
- beeinflußbare Risikofaktoren.

Die nicht beeinflußbaren Risikofaktoren

Betrachten wir zuerst die nicht beeinflußbaren Risikofaktoren. Zu ihnen zählt man:

- Alter,
- Geschlecht und
- Familiengeschichte.

Altern: ein natürlicher Prozeß

Über das Alter haben wir bereits zu Beginn dieses Buches gesprochen. Mit zunehmendem Alter werden die Gefäßwände unserer Arterien unelastischer, härter und weniger durchgängig, nicht zuletzt wegen der Ablagerungen, die sich im Laufe der Jahrzehnte an den Arterienwänden festsetzen.

Was aber hat die Arteriosklerose mit dem Geschlecht zu tun? In zahlreichen klinischen Studien

Männer früher gefährdet

stellte man fest, daß die Häufigkeit von koronaren Herzerkrankungen bei Frauen deutlich geringer ist als bei Männern. Untersuchungen an Unfalltoten zeigten beispielsweise, daß das Ausmaß der arteriosklerotischen Veränderungen an den Herzkranzgefäßen von Frauen denen von zehn bis fünfzehn Jahre jüngeren Männern entspricht.

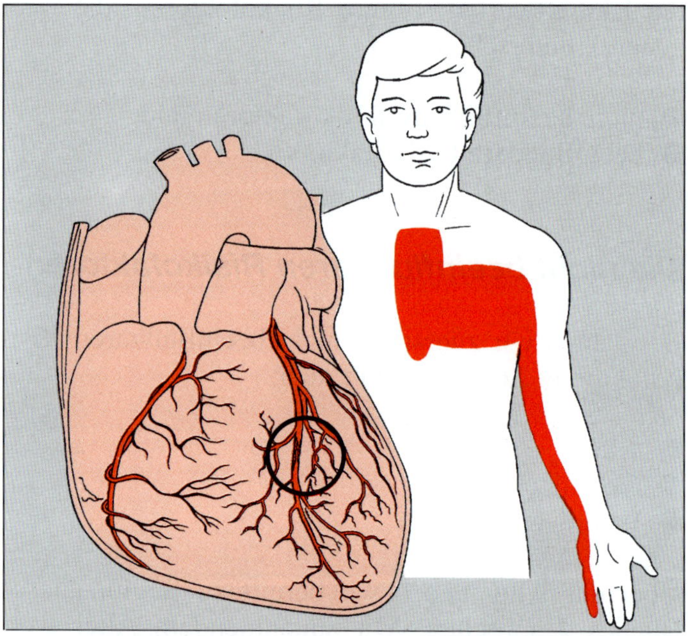

Alarmzeichen: Angina-pectoris-Schmerzen

Studie in amerikanischer Stadt

Die umfangreichste Untersuchung zur Frage der Häufigkeit koronarer Herzerkrankungen wurde im Rahmen der Framingham-Studie durchgeführt. Seit 1948 bis heute beobachtet und vergleicht man ständig die freiwillig teilnehmenden Einwohner dieser amerikanischen Stadt. In der Altersgruppe 35 bis 44

Jahre ist der Unterschied zwischen Männern und Frauen am deutlichsten, das Verhältnis beträgt 6:1; auf 6 Männer mit koronaren Herzerkrankungen kommt eine Frau. Dieser Unterschied nimmt mit zunehmendem Alter ab – wie wir sehen, beeinflussen sich hier zwei Risikofaktoren: In der Altersgruppe 55 bis 64 Jahre beträgt der Unterschied Frauen zu Männern nur noch 1:2 und liegt bei den über 75jährigen bei nahezu 1:1. Nimmt man alle Altersgruppen zusammen, so erkranken Frauen halb so oft an koronarer Herzkrankheit (KHK) wie Männer.

Unterschied nimmt im Alter ab

Noch deutlicher ist der Unterschied beim Herzinfarkt. In der Altersgruppe 35 bis 44 Jahre erleiden die Männer etwa zehnmal so häufig einen Herzinfarkt wie die Frauen. Allerdings nimmt das Risiko der Frauen nach den Wechseljahren um das Zwei- bis Dreifache zu. Das Durchschnittsalter für den Beginn der Wechseljahre liegt heute bei 52–54 Jahren. Jedoch kommen Raucherinnen früher in die Wechseljahre als Nichtraucherinnen. Auch hier wieder eine Wechselwirkung, die sich beispielsweise in den Infarktzahlen niederschlägt. Ende der sechziger Jahre stieg in den USA plötzlich die Zahl der Frauen, die einen Herzinfarkt erlitten. Man stellte fest, daß dies mit der Zunahme des Zigarettenkonsums bei Frauen zusammenhing: Starke Raucherinnen starben durchschnittlich etwa 20 Jahre früher als Nichtraucherinnen.

Herzinfarkt häufiger beim Mann

Risikofaktor Rauchen

Warum nimmt das Arterioskleroserisiko und das Risiko eines Herzinfarktes bei den Frauen im Alter zu? Man hat gemessen, daß sich der LDL-Spiegel nach den Wechseljahren als direkte Folge des Östrogen-

Hormonmangel erhöht Risiko

mangels erhöht. Der Körper stellt zu diesem Zeitpunkt die Produktion des weiblichen Geschlechtshormons Östrogen allmählich ein. Dadurch verringert sich die Zahl der LDL-Rezeptoren, und das LDL-Cholesterin im Blut steigt an.

Der Schutzeffekt weiblicher Hormone vor Herz-Kreislauf-Schäden steht seit langem zur Diskussion. Vor kurzem (1991) haben Epidemiologen der Harvard Medical School in Boston/USA sämtliche Zweifel beseitigt. Aus ihren Untersuchungen an 48470 (!) Krankenschwestern geht hervor, daß eine Substitution (Ersatz und Verabreichung von fehlenden, normalerweise im Körper vorkommenden Substanzen) mit natürlichen (konjugierten) Östrogenen das Risiko, einen Herzinfarkt zu erleiden, nahezu halbiert. Gesenkt wurde die Infarktgefahr sogar bei Frauen, die schlank waren, nicht rauchten und keinerlei andere Risikofaktoren (wie Diabetes, Hochdruck usw.) aufwiesen. Alle Frauen hatten, die Nichtraucherinnen mit durchschnittlich 56 Jahren, die Raucherinnen mit durchschnittlich 54 Jahren, die Menopause hinter sich. Inzwischen behandelt man Hochrisikopatientinnen nach den Wechseljahren zunächst mit Diät und später eventuell mit Östrogenen – mehr darüber später im Zusammenhang mit der Pille – und erst, wenn beides nicht genügend hilft, mit Medikamenten, die die Blutfette senken.

Gefahr halbiert

Risikofaktor Gene

Kommen wir zum letzten nicht beeinflußbaren Risikofaktor, zur Familiengeschichte. Im Kapitel »Ererbte Fettstoffwechselstörungen« haben wir erfahren, daß es davon zwei Formen gibt: die mischerbige und die reinerbige Form. Es würde hier zu weit ins Detail gehen, wollte man erklären, welche Genveränderungen die Forscher inzwischen als Ursache dieser Stoffwechselstörung ansehen. Menschen mit diesen Erbschäden müssen alle Risikofaktoren vermeiden und sollten ständig unter ärztlicher Aufsicht sein. Sie müssen nicht nur stets eine strikte Diät einhalten, sondern auch mit Medikamenten behandelt werden. Inzwischen entwickelt man auch Methoden, mit denen man zumindest einem Teil dieser Menschen helfen kann. So führt man heute z.B. bei Kindern oder Jugendlichen, bei denen die LDL-Rezeptoren auf den Leberzellen fehlen, eine Lebertransplantation durch. Wir werden darauf noch später eingehen. Betrachten wir zunächst noch die beeinflußbaren Risikofaktoren.

Alle Risikofaktoren vermeiden!

Die beeinflußbaren Risikofaktoren

Unter die beeinflußbaren Risikofaktoren fallen

- zu hohes LDL-Cholesterin, zu hohe Triglyceridwerte, zu niedriges HDL-Cholesterin,
- Hochdruck,
- Rauchen,
- Diabetes mellitus (Zucker),
- schweres Übergewicht,
- Streß,

und zwar in dieser Reihenfolge.

Dagegen können Sie etwas tun

Risikofaktor Blutfette

Wie man einen Cholesterinspiegel über 200 mg/dl senken kann, wissen wir inzwischen – mit einer Umstellung unserer Ernährung:

Behandlung durch Ernährung

- Mehr ballaststoffreiche Kohlenhydrate essen!
- Weniger Fett essen, vor allem weniger tierische Fette, dafür mehr Pflanzenfette.
- Vom pflanzlichen Fett besser mehrfach ungesättigte Fette essen als einfach ungesättigte.
- Kokosfette und Palmöl (gehärtete Fette) am besten total weglassen.

Näheres darüber wird im Kapitel »Die richtige Ernährung« beschrieben.

Wann HDL und LDL getrennt messen?

Allgemein gilt: Liegt das Gesamtcholesterin unter oder bei 200 mg/dl und bei Personen, die jünger als 30 Jahre sind, unter 185 mg/dl, ist es nicht nötig, speziell HDL und LDL zu messen. Getrennt festgestellt werden sollte es bei Personen mit erblicher Belastung, das heißt, wenn Eltern und Geschwister Risikopatienten sind, wenn in der Familie gehäuft Schlaganfälle oder Infarkte auftreten, wenn möglicherweise eine erbliche Fettstoffwechselstörung vorliegt; außerdem bei Menschen, die viele Risikofaktoren aufweisen: sehr übergewichtige Personen mit extrem hohem Blutdruck, Patienten, die bereits einen Infarkt oder einen Schlaganfall hinter sich haben, schwer Zuckerkranke, extrem übergewichtige Frauen nach den Wechseljahren usw.

Messung schon beim Neugeborenen

Immer öfter hört man die Forderung, bei Neugeborenen den Cholesterinspiegel gleich nach der Geburt zu messen. Dies hat den Vorteil, daß schon zu diesem Zeitpunkt festgestellt werden kann, ob eine ererbte Fettstoffwechselstörung vorliegt. Wie sieht dies bei Kindern und Jugendlichen aus? Vor kurzem befürwortete die »Amerikanische Herzgesellschaft«

(American Heart Association = AHA) die Empfehlung, Cholesterinspiegel-Untersuchungen schon generell in der Kindheit durchzuführen. Untermauert wird diese Forderung durch die leitenden Ärzte der Bogalusa Heart Study (Louisiana State University/USA). In dieser Studie wurde unter anderem ein Zusammenhang zwischen Blutfettwerten und Arteriosklerose bei jungen Menschen gezeigt und bestätigt: 56 Patienten im Alter zwischen frühester Kindheit und 30 Jahren, die infolge Unfall, Krankheit oder Selbstmord gestorben waren, hatten bereits Fettstreifen und arteriosklerotische Ablagerungen in den Herzkranzgefäßen, wie man bei der Autopsie feststellte. In dieser Studie wies man außerdem wieder einmal nach, daß eine Beziehung zwischen Ablagerungen in den Arterien, Blutdruck und HDL-Spiegel besteht: Hohe HDL-Spiegel schützen nachweislich vor koronarer Herzkrankheit.

Generelle Untersuchung beim Kind

Das »gute« HDL

Als Richtlinie für einen Cholesterinspiegel bei Kindern empfiehlt man Werte unter 170 mg/dl Gesamtcholesterin.

Richtlinie bei Kindern

Auch erhöhte Triglyceridwerte können zum Risikofaktor werden; dann nämlich, wenn sie über 200 mg/dl betragen. Unter den Risikofaktoren für einen erhöhten Triglyceridspiegel steht an erster Stelle der Alkohol. Das heißt, jeder, dessen Triglyceride über 200 mg/dl liegen, sollte schnellstens aufhören, Alkohol zu trinken. Denn für Hypertriglyceridämie-Patienten ist Alkohol sehr schädlich.

Erhöhte Triglyceride

Ein weiterer Faktor, der zu einem erhöhten Triglyceridspiegel führen kann, ist ein schlecht eingestellter

Vorsicht bei Diabetes

Diabetes mellitus. Jedem Zuckerkranken muß angeraten werden, sich immer wieder von seinem Arzt kontrollieren zu lassen. Sollten die Triglyceride erhöht sein, wird ihm der Arzt genau erklären, was zu tun ist. Eine weitere wesentliche Rolle für erhöhte Triglyceridwerte spielt das Übergewicht.

Auch Östrogene können möglicherweise die Triglyceride erhöhen. Das gilt hauptsächlich für hohe Dosen von Östrogengaben. Doch sei hier noch einmal darauf hingewiesen, daß wir über Östrogene, Hormone und Pille im Zusammenhang mit der Arteriosklerose in einem der folgenden Kapitel mehr erfahren.

Risikofaktor Bluthochdruck

Bluthochdruck zählt ebenfalls zu den Risikofaktoren einer Arteriosklerose. Die Diagnose Hypertonie kann erst gestellt werden, wenn der Blutdruck mehrmals an verschiedenen Tagen in Ruhestellung gemessen wurde. Zu hoher Blutdruck ist der bedeutendste Risikofaktor für den Schlaganfall (im Gegensatz zum Herzinfarkt, dessen bedeutendster Risikofaktor zu hohe Cholesterinwerte sind). Durch eine Blutdrucksenkung kann die Lebenserwartung wieder ansteigen, beziehungsweise normalisiert werden. Ziel einer jeden Behandlung ist es also, den Blutdruck auf seine Normalwerte zu senken, mit oder ohne Medikamente.

Risiko Schlaganfall

Was aber ist hoher Blutdruck oder Hypertonie? Auch hier hat die Weltgesundheitsorganisation (WHO) Grenzen definiert:

Richtwerte des Blutdrucks

Bis 140/90 mmHg = normaler Bluthochdruck;
140/90 bis 160/90 mmHg = Grenzwert-Hypertonie;
Werte über 160/95 mmHg = Bluthochdruck.

Bei etwa 95% der Menschen mit hohem Blutdruck liegt eine sogenannte essentielle oder primäre Hypertonie vor. Noch ist nicht genau bekannt, warum gerade jene Menschen betroffen sind, andere dagegen nicht. Man vermutet jedoch, daß mehrere Faktoren bei der Entstehung eines Hochdrucks beteiligt sind: ererbte Ursachen, Übergewicht, zu hoher Kochsalzkonsum und bestimmte Streßfaktoren (mehr darüber können Sie im Band »Bluthochdruck« aus dieser Ratgeber-Reihe erfahren). Eine sekundäre Hypertonie haben nur etwa 5% der Betroffenen. Die Ursachen dafür sind krankhafte Veränderungen von Organen.

Übergewicht: doppelte Gefahr

Den größten Einfluß auf den Blutdruck bei der primären Hypertonie hat das Übergewicht – womit sich der Kreis schließt. Denn wir wissen ja, daß meist mehrere Faktoren zu einem Krankheitsbild führen. Übergewicht zählt auch zu den Risikofaktoren der Arteriosklerose – und ist der Risikofaktor Nummer eins für hohen Blutdruck, der wiederum als Risikofaktor der Arteriosklerose gilt.

Man hat festgestellt, daß etwa die Hälfte aller Hochdruckkranken übergewichtig sind. Man weiß auch, daß eine Gewichtsabnahme in der Regel zur Senkung des Blutdruckes führt: Pro Kilogramm Gewichtsverlust sinkt der Blutdruck etwa um 2 bis 3 mmHg beim ersten und zweiten Meßwert (systolisch und diastolisch). Der Rest ist eine einfache Rechenaufgabe: Bei einer Gewichtsabnahme von 10 Kilogramm kommt es zu einer Blutdrucksenkung von etwa 20 bis 30 mmHg. Ob Gewichtsabnahme, Medikamente oder beides – dies kann nur der behandelnde Arzt entscheiden. Wichtig ist zunächst einmal, daß der Hochdruck überhaupt festgestellt wird. Denn viele spüren von dieser schleichenden Erkrankung und der Gefahr lange Zeit kaum etwas.

Familiäre Anlage

Hoher Blutdruck kommt in manchen Familien gehäuft vor. Man vermutet, daß eine familiäre Anlage dazu etwa bei der Hälfte aller Hypertoniker besteht. Kommen zu diesen Anlagen, die sich zunächst überhaupt nicht in einem erhöhten Blutdruck zeigen, verschiedene Risikofaktoren hinzu wie Übergewicht, Rauchen, Streß, zu hoher Alkohol- und/oder Kochsalzkonsum, entsteht ein ständig erhöhter Blutdruck, der das Herz und die Gefäße schädigt und eines Tages einen Schlaganfall auslösen kann.

Gefahr durch Kochsalz?

Ein paar Worte zum Salz: Salze sind Mineralstoffe und ein unentbehrlicher Bestandteil unseres Wasser- und Elektrolythaushaltes. Unser Kochsalz besteht in erster Linie aus den Elementen Natrium und Chlor. Das Natrium reguliert beispielsweise den Flüssigkeitsdruck in den Gefäßen, Natriumchlorid hält über die Nieren Wasser im Bindegewebe des Körpers fest. Bezüglich Salz gilt hier folglich dasselbe wie bei Fetten, Eiweiß und Kohlenhydraten – zu viel ist ungesund. Mit unserer Ernährung nehmen wir durchschnittlich zwischen 5 und 20 Gramm Salz pro Tag zu uns. Wenn nun Salz in den Körper gelangt, zieht es rasch das Wasser aus den Körperzellen ab und drückt es in das umgebende Gewebe, in die Räume zwischen den Zellen. Da der Körper außerdem versucht, den Salzgehalt auf ein normales Maß zu verdünnen, wird mehr Wasser gebunden. Die Folge ist ein enormer Druck, ein Ansteigen des Blutdrucks. Salz enthält andererseits Mineralstoffe und ist ein unentbehrlicher Bestandteil unseres Wasser- und Elektrolythaushaltes. Unser Problem ist einfach – wir essen zu viel Salz, nämlich zwischen 5 und 20 Gramm pro Tag. Wir würden aber höchstens 2 Gramm täglich benötigen, außer nach starkem Schwitzen, großer körperlicher Anstrengung, krankhaftem Durchfall oder Erbrechen. Dabei kann ein Salzmangel entstehen, den man aber leicht durch natriumhaltige Mineralwässer ausgleichen kann. Salz bindet also das Wasser im Körper. Man nimmt an, daß bei einer überhöhten Salzzufuhr die Flüssigkeitsmenge in den Gefäßen zunimmt und dadurch der Blutdruck steigt. Die praktische Schlußfolgerung daraus ist, daß Menschen mit hohem Blutdruck möglichst auf Salz verzichten sollten. Wegen seiner wasserbindenden Wirkung empfiehlt sich die Verminderung der Kochsalzzufuhr auch für alle, die abnehmen wollen. Nicht zu unterschätzen sind die versteckten Salzmengen. Nahezu alle konservierten (Dosen) und vorgefertigten Gerichte, aber auch Lebensmittel wie Wurst, Käse, Butter, Brot usw. enthalten Salz, ebenso die meisten Softdrinks (Limonade, Cola). Das bedeutet, daß wir bei den Mahlzeiten ohne weiteres auf den Salzstreuer auf dem Tisch verzichten und für das Würzen Kräuter und andere Gewürze verwenden sollten. Wenn jedoch erforderlich, sollte maßvoll und am besten mit Jodsalz (zur Verhinderung einer Kropfbildung) gesalzen werden.

Zellen verlieren Wasser

2 Gramm Salz pro Tag ausreichend

Achtung: versteckte Salze

Risikofaktor Rauchen

Raucher leben gefährlich

Über die Schädlichkeit des Rauchens zu sprechen, ist fast müßig. Ob leicht, ob stark, es gibt keine »gesunde« Zigarette. Die meisten Raucher sterben aber nicht – wie viele meinen – an Lungenkrebs, sondern an Herzinfarkt und Arteriosklerose. Denn das Risiko, an einer koronaren Herzkrankheit zu sterben, ist bei Zigarettenrauchern dreimal höher als bei Nichtrauchern. Anläßlich der PROCAM-Studie (Münster) wurde festgestellt, daß 67% aller Infarktpatienten Raucher waren und 64% der Herzinfarktpatienten ein niedriges HDL-Cholesterin hatten. In einer anderen Studie fanden sich unter 47 Infarktpatienten, die jünger als 40 Jahre waren, 46 ausnahmslos starke Raucher. Auffallend war bei ihnen auch der hochgradige Fortschritt einer Verkalkung der Herzkranzgefäße. Bei 21 von ihnen mußten Bypass-Operationen mit drei Bypässen durchgeführt werden.

Rauchen und Herzinfarkt

In einer weiteren Studie waren von 250 Patienten, die vor dem 45. Lebensjahr einen Herzinfarkt erlitten, 248 Raucher und nur 2 Nichtraucher.

In Beobachtungsstudien, wo Raucher mit Ex-Rauchern verglichen wurden, stellte man fest, daß Überlebende eines Herzinfarktes, die das Rauchen aufgegeben hatten, weitaus weniger Risiken für einen erneuten Infarkt hatten als die Raucher. Die vorbeugende Maßnahme hinsichtlich Herzinfarkt und Herztod durch Aufgabe des Rauchens war bei diesen Infarkt-Überlebenden sogar noch wirkungsvoller als bei rauchenden Patienten ohne Infarkt.

Nichtraucher leben länger

Man nimmt auch an, daß ein Aufgeben des Rauchens andere Folgeerscheinungen der koronaren

Herzkrankheit (KHK) verhindert wie Angina pectoris, dekompensierte Herzinsuffizienz (Versagen der Pumpfunktion des Herzens z.B. bei Klappenfehlern) und Claudicatio intermittens (Schmerzen, Krämpfe und Schwäche beim Gehen, die nach Gehpausen aufhören), bei Durchblutungsstörungen der Beine. Auch das Lungenemphysem (Überdehnung des Lungengewebes und Zerstörung der Lungenbläschen) sowie natürlich Krebserkrankungen lassen sich dadurch verhüten.

Ein Wort an die Frauen

Und noch ein Wort speziell an die Raucherinnen:

- Neun von zehn Frauen mit Herzinfarkt sind Raucherinnen.
- Raucherinnen kommen durchschnittlich 8 bis 10 Jahre früher in die Wechseljahre als Nichtraucherinnen (52 bis 54 Jahre). Wir wissen aber inzwischen, daß das KHK-Risiko nach den Wechseljahren um das Zwei- bis Dreifache zunimmt.
- Rauchen bewirkt eine schlechtere Blutversorgung des Gewebes und besonders bei Frauen eine frühere Alterung der Organe und speziell der Haut.

Über 1000 Schadstoffe

Warum bewirkt der »blaue Dunst« so viel Schaden? Das verwundert nicht, wenn man bedenkt, daß der Zigarettenrauch über 1000(!) biologisch teilweise hochaktive Substanzen enthält. Einiges weiß man über das Nikotin: Es läßt den Anteil freier Fettsäuren im Blut ansteigen und hat einen schädlichen Einfluß auf Herz und Gefäße. Bezüglich der Arteriosklerose beim Raucher weiß man, daß starkes Rauchen den Fettstoffwechsel verändert: Das schützende HDL-Cholesterin sinkt, LDL und VLDL nehmen durch

Rauchen senkt HDL, erhöht LDL

Rauchen zu. Treffen nun mehrere Risikofaktoren wie Zigarettenkonsum, Bluthochdruck, erhöhtes LDL-Cholesterin und zu niedriges HDL zusammen, vervielfältigt sich das Risiko für Arteriosklerose und Herzinfarkt rapide. Bei einer Studie in England, durchgeführt vom Medical Research Council (MRC, 1977), untersuchte man Teilnehmer mit mildem Hochdruck und fand heraus: Das Einstellen des Rauchens ist genauso nützlich wie die Einnahme von blutdrucksenkenden Präparaten.

Rauchen senkt den HDL-Spiegel und erhöht den LDL-Spiegel, zu niedriges HDL-Cholesterin gilt als beeinflußbarer Risikofaktor und – siehe PROCAM-Studie – 64% der Infarktpatienten hatten ein niedriges HDL-Cholesterin.

Risikofaktor Diabetes

Über den beeinflußbaren Risikofaktor Diabetes (Zuckerkrankheit) haben wir bereits gesprochen. Diabetiker müssen sich einer ständigen ärztlichen Kontrolle unterziehen, um stets richtig eingestellt zu sein, und sie sollten die vom behandelnden Arzt vorgeschriebene Diät einhalten. Diese Diät und gegebenenfalls die verordneten Medikamente sind so dosiert, daß von Fall zu Fall auch der Cholesterin- und Triglyceridspiegel reguliert beziehungsweise normalisiert wird.

Wichtig: Diät einhalten!

Risikofaktor Übergewicht

Wer gilt als übergewichtig? Wir haben erfahren, daß Übergewicht als Hauptrisikofaktor für Bluthochdruck und als Risikofaktor für Arteriosklerose angesehen wird. Speziell Frauen beschäftigen sich mit diesem Thema: Schlank gilt als schön, und eine Mannequinfigur wird mit dem Idealgewicht gleichgesetzt. Mode und Werbung diktieren dies und veranlassen viele Frauen und Mädchen, sich obskuren und gesundheitsschädlichen Schlankheitskuren zu unterziehen. Prinzipiell richtet man sich heute nach dem Normalgewicht, das ist:

Ideal oder notwendig?

Körpergröße in cm minus 100 (Broca-Formel).

Als Beispiel: Bei einem 169 cm großen Menschen beträgt das Normalgewicht 169 minus 100 = 69 kg.

Richtlinie: Normalgewicht

Vom allgemeingesundheitlichen Standpunkt aus genügt es, sein Normalgewicht zu erreichen und zu halten. Schließlich hängt das Körpergewicht nicht allein von der Größe ab, sondern beispielsweise auch von der Knochenstruktur oder den Muskeln. Ein paar Kilogramm hin oder her sind – wenn nicht bestimmte Erkrankungen vorliegen – nicht entscheidend für den Gesundheitszustand.

Wann ist jedoch jemand übergewichtig, wann hat man Fettsucht (Adipositas)? Auch für diese Feststellungen hält man sich an etwas variable Richtlinien: Als Übergewicht bezeichnet man 10% über Normalgewicht; als Fettsucht (Adipositas) ab 20% über Normalgewicht. Bei über 30% über dem Normalgewicht besteht ein unmittelbares Risiko – unabhängig vom Blutdruck – für Herz-Kreislauf-Erkrankungen und Arteriosklerose.

Übergewicht = 10 % über Normalgewicht

Inzwischen weiß man auch, daß die Verteilung des Körperfettes in gewisser Weise Aufschluß gibt über

Verhältnis von Taille zu Hüfte

das Risiko einer arteriosklerotischen und Herz-Kreislauf-Erkrankung (Waist/Hip-Ratio). Menschen mit großen Fettdepots im Magen-Bauch-Bereich sind mehr gefährdet als diejenigen, bei denen sich das Fett über den ganzen Körper mehr oder weniger gleichmäßig verteilt. Hier ist Sport angesagt, und zwar mindestens jeden zweiten Tag. Auf den positiven Einfluß von körperlicher Bewegung und Sport kommen wir später noch zu sprechen.

Risikofaktor Streß

Weiter Begriff

Noch ein paar Anmerkungen zum Streß, der ebenfalls unter die Risikofaktoren einer Arteriosklerose fallen kann. Der Austro-Kanadier Hans Selye (1907–1982) hat den Begriff »Streß« als eine Art Überbegriff für alle Arten von Belastungen wie Kälte, Hitze, Krankheiten, Verletzungen, Überan-

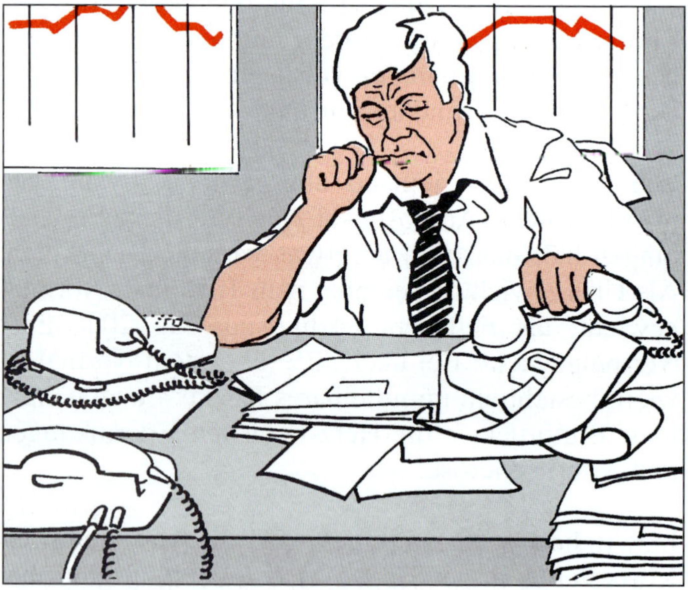

strengungen, Aufregung, Angst usw. in die Medien eingeführt. Als Streß bezeichnet man heute den Anteil von Belastungen, den das Leben mit sich bringt und mit dem der Organismus des Menschen, aber auch die Psyche fertig werden muß.

Streß gehört zum Leben

Streß sollte sich jedoch nicht negativ auswirken, sondern als Bestandteil des Lebens angesehen werden. Man unterscheidet deshalb zwei Arten von Streß: den »guten« (und notwendigen) Streß – den sogenannten »Eustreß« – und den »Disstreß«, den schlechten Streß, der zu Überreaktionen und schließlich zu Krankheiten führen kann.

Guter und schlechter Streß

Durch den »Eustreß« werden lebenserhaltende Ur-Reaktionen des Menschen mobilisiert, seine Wachheit, seine Energie und Aktivität, seine Einsatzbereitschaft und sein Wille zum Überleben. Mit dem »Disstreß« wird diese Aktivität und Aktivierung überzogen, was dazu führt, daß der Mensch »überdreht« reagiert. Denn nicht nur die körperliche, sondern auch die seelische Belastbarkeit ist nicht unbegrenzt. Nun hängt es aber vom einzelnen ab, wie er auf bestimmte Einflüsse reagiert. Dazu haben die beiden amerikanischen Herzforscher M. Friedman und R. H. Rosenman in mehreren Langzeitstudien große Gruppen von gesunden Personen untersucht und sie schließlich in zwei Kategorien in Folge ihrer Verhaltensmuster eingeteilt: in A-Typen und B-Typen. Hier einige typische Verhaltensmuster des A-Typs:

Der »gute« Streß

»Wer ohne Uhr nicht mehr leben kann – wer hastig und abgehackt spricht – wer nicht zuhören kann und dem anderen dauernd ins Wort fällt – wer versucht,

Der A-Typ

mehrere Dinge gleichzeitig zu tun – wer nur noch mit Zigaretten und Alkohol ›abschalten‹ kann – wer nichts mehr genießen kann ohne schlechtes Gewissen – wer gewohnheitsmäßig die Zähne zusammenbeißt...«

Der B-Typ

Der B-Typ ist, wie man sich leicht vorstellen kann, das genaue Gegenteil. Nach einer Beobachtungszeit von nur drei Jahren, in denen sie A-Typ und B-Typ miteinander verglichen, stellten Friedman und Rosenman für den A-Typ ein 2,2mal höheres Herzinfarktrisiko fest als für den B-Typ. Das heißt, daß Disstreß, der meist auch hastiges, unüberlegtes und unregelmäßiges Essen beinhaltet, ebenfalls ein Risiko für eine Arteriosklerose darstellt. Aber – Disstreß ist ein ausschaltbarer, ein beeinflußbarer Risikofaktor.

Anti-Streß-Programm

Ein Anti-Streßprogramm sollte folgende Punkte beinhalten:

- Entspannung und »Atempausen« von der Hektik unseres täglichen Lebens. Aber nicht mit Hilfe von Alkohol, Nikotin oder gar Beruhigungsmitteln.
- Neuordnung des Lebensstils: Gesünder leben durch bessere Ernährung, durch richtige Entspannung und sportliche Betätigung.
- Realistisch denken, sich nichts vormachen. Kein Mensch erreicht alles, jeder wird immer wieder Verzögerungen, Rückschläge und Enttäuschungen einstecken müssen.
- Lernen, seine Zeit optimal einzuteilen. Wichtiges soll Vorrang haben, Unwichtiges reduziert wer-

den. Unwichtige und unnötige Aktivitäten einschränken.

- Lernen, Niederlagen ohne Selbstmitleid zu verarbeiten.
- Überflüssige Streß-Quellen ausschalten: z.B. ständig laute Musik, unnötige Querelen im Familien- und Arbeitsleben, eintönig langweilige »Entspannung« vor dem Fernseher bis zum Programmschluß, zu viel vorprogrammierte Aktivität während der Freizeit.
- Lernen, sich wieder auf innere Werte zu besinnen: Wer zuversichtlich und positiv denkt, wer Fröhlichkeit und gute Laune ausstrahlt, steckt damit seine Umgebung an und läßt Negatives gar nicht an sich herankommen. Haß, Intrigen und Zwistigkeiten verlieren dann ihre negativen Streßeinflüsse. Änderungen in den Wertordnungen betreffen nicht nur den Arbeitsplatz, sondern auch Ehe, Partnerschaft, Familie und möglicherweise sogar die Religion.
- Freizeitaktivitäten – und dies wird in unserer Gesellschaft mit sehr viel Freizeit immer wichtiger – sollten Spaß machen und keinen Streß auslösen.

Freizeit-Streß vermeiden!

Gerade in der Freizeit ist ein ständiger Blick auf die Uhr, ein ewiges »Muß«, ein ausgeklügeltes Programm und ein exaktes Einhalten von »Terminen« keine Entspannung, sondern Disstreß. Es fehlt der natürliche oder gesteuerte Abbau der Alltagsstreßsituationen.

Was passiert im Körper?

Was passiert bei ständigem Disstreß? Streß läuft in drei Phasen ab. Er beginnt mit einer Alarmreaktion, mit einer blitzschnellen Mobilisierung einer außeror-

Persönliche Reizgrenzen beachten

dentlichen Energie, zeigt dann gesteigerte Bereitschaft zum Widerstand. Dieses Überschreiten der persönlichen Reizgrenzen führt einerseits zu einer weiteren Mobilisierung aller Kräfte und gleichzeitig zu einem Aufstauen sämtlicher anderer unterdrückter Gefühle, bis es zu einem totalen Zusammenbruch kommt. Eine Folge davon sind Stoffwechsel- und Kreislaufzusammenbrüche, typische psychosomatische Erkrankungen wie Magen- und Darmgeschwüre, Bluthochdruck, Herzinfarkt und ähnliches.

Eine wichtige Rolle spielte der Streßabbau bei der San Francisco-Life-Style-Studie. Einer der mitwirkenden Ärzte, Dr. Dean Ornish, führte das »Streßmanagement als einen wesentlichen Einfluß bei der Sklerosetherapie« an (s. Seite 116).

»Fit statt Fett«

Vor einigen Jahren wurde in Österreich die Aktion »Fit statt Fett« ins Leben gerufen. Denn – so ist auf den Aktionsplakaten zu lesen – »wir Österreicher essen uns buchstäblich zu Tode... Österreich ist Weltspitze! Im Schnitzel-, Schweinsbraten- und Stelzenland stirbt jeder zweite an Herz-Kreislauf-Erkrankungen. Die Arteriosklerose ist weiter Todesursache Nummer eins«.

Traurige Weltspitze

In der Sterblichkeit an den Folgen der Arteriosklerose nimmt Österreich eine führende Position in der westlichen Industriewelt ein, übertroffen nur noch von Finnland. Sie lag zuletzt bei fast 54% und ist – noch – im Ansteigen begriffen. Die drei wichtigsten Risikofaktoren der Arteriosklerose: Cholesterin, Zigarettenrauchen und Bluthochdruck, werden in Österreich immer noch als »Kavaliersdelikt« abgetan. Der mittlere Cholesterinspiegel des Österreichers liegt nach letzten Untersuchungen bei 235 mg/dl, in den USA bei 205, in den Mittelmeerländern unter 200 mg/dl. Ursache dafür ist unter anderem ein durch die klassischen österreichischen Speisen bedingter Fettanteil von fast 50% an der Gesamtkalorienaufnahme. Der tägliche Cholesterinkonsum des Österreichers beträgt 750 mg. Wünschenswert wären aber nicht mehr als 300 mg pro Tag.

Verschiedene Cholesterinspiegel

Wer nun etwas hämisch lächelt über das Nachbarland Österreich, sollte sich an die eigene Nase fassen. Wir Deutsche sind nicht viel besser. Bei der Aktion »Aktiv im Leben« der Deutschen Herzstiftung wurden in elf Städten Deutschlands 1987 und 1988

Cholesterinmessungen in der Bevölkerung durchgeführt. 1987 hatten nur 12% der Frauen und 22% der Männer Cholesterinwerte unter 200 mg/dl. Dagegen 68(!)% der Frauen und ebenfalls 68% der Männer wiesen Cholesterinwerte zwischen 200 und 300 mg/dl auf, bei 20% der Frauen und 10% der Männer lagen sie sogar über 300 mg/dl.

Bedenkliche Meßwerte

Nun sollte man ja annehmen, daß eine solche Aktion irgendeine Wirkung zeigt, vor allem, da im Zusammenhang mit den Messungen der Blutfettwerte die Testpersonen auch über die Risiken von zu hohem Cholesterin im Blut aufgeklärt wurden. Aber nein, auch wir haben – wie unser Nachbarland – immer noch eine steigende Tendenz. Denn ein knappes Jahr später fielen die Messungen in denselben Städten so aus:

Tendenz weiter steigend

Cholesterin-Werte in mg/dl		Anteil in Prozent **Frauen**	**Männer**
Ideal-Bereich	unter 200	8,5	12
leicht erhöht	bis 250	26,5	29
bedenklich	bis 300	36,5	35
kritisch	bis 400	25,5	22
lebensbedrohlich	über 400	3,0	2

Essen wir uns zu Tode?

Wir haben also absolut keinen Grund, uns für »klüger« als unsere österreichischen Nachbarn zu halten. Auch wir essen uns buchstäblich »zu Tode«. Knapp 54% der Österreicher sterben an den Folgen der Arteriosklerose – und etwa 53,4% der Deutschen. Denn der mittlere Fettkonsum eines jeden Deutschen liegt bei 140 Gramm täglich. Das ist etwa doppelt so hoch, wie er sein sollte.

Richtwert für Fettkonsum

Nach Meinung von Ernährungswissenschaftlern wäre es ideal, einschließlich der versteckten Fette täglich nur so viel Fett zu essen, wie man Zentimeter über 100 mißt (Broca-Index). Das hieße also: Eine 168 cm große Frau kann täglich 68 Gramm Fett zu sich nehmen, ein 185 cm großer Mann 85 Gramm pro Tag. Von einiger Bedeutung ist auch, ob jemand schwere körperliche Arbeit leistet und sich viel sportlich betätigt oder den ganzen Tag nur am Schreibtisch sitzt.

Der gesunde durchschnittliche Fettkonsum läge folglich zwischen 60 und 90 Gramm pro Tag – und wir essen fast die doppelte Menge.

Die versteckten Fette in der Nahrung

Nicht nur auf sichtbare Fette achten!

Ein dick bestrichenes Schmalzbrot, ein Schweinebraten, ein Steak mit Fettrand oder das Gulasch, all das enthält offensichtlich Fett; erkennbar ist das Fett auch im Käse (bei dem die Fettmenge angegeben ist), in der Butter und in der Sahne. Das sind »sichtbare« Fette. Doch was versteht man unter »versteckten« Fetten? Die Erd- oder Haselnüsse, die Chips, die so gerne abends vor dem Fernseher geknabbert werden, auch sie enthalten Fett. Haselnüsse bestehen zum Beispiel zu 61,6% aus Fett. Wir treffen die versteckten Fette in der Sahnetorte ebenso an wie im Speiseeis, in Torten und Kuchen, in Schokolade, Pommes frites und in Nüssen. Besonders aber auch in Wurstwaren und in Milchprodukten.

Notwendige Nahrungsfette

Die Nahrungsfette sind neben den Kohlenhydraten die zweitwichtigsten Energielieferanten für unseren Organismus. Außerdem sind sie Träger der fettlöslichen Vitamine A, D und E. Und nun kommt das große »Aber«: Wurst und Milchprodukte enthalten tierisches Fett, die Nüsse pflanzliches Fett. Bei allen tierischen Fetten (in Schmalz, Fleisch, Milch und Butter) heißt es aufgepaßt. Erinnern wir uns an die Kapitel über Triglyceride und Cholesterin. Dort wurden auch die »guten« und die »schlechten« Cholesterine beschrieben, vor allem, wie sie zustande kommen. Zusammensetzungen mit tierischen Fetten bilden die LDL, denn sie enthalten teilweise reichlich Cholesterin. Pflanzliche Fette dagegen sind in der Regel cholesterinfrei. Bei Fett gilt also der Leitsatz: Nicht nur die Menge ist entscheidend, sondern auch die Qualität.

Pflanzliches Fett cholesterinfrei

Welches Fett ist das richtige?

Wichtige Unterscheidung

Wie unterscheiden sich die »gesättigten« Fette von den »ungesättigten« und »mehrfach ungesättigten« Fetten? Bei unseren Eßgewohnheiten überwiegen derzeit die Fette, die in erster Linie gesättigte Fettsäuren enthalten.

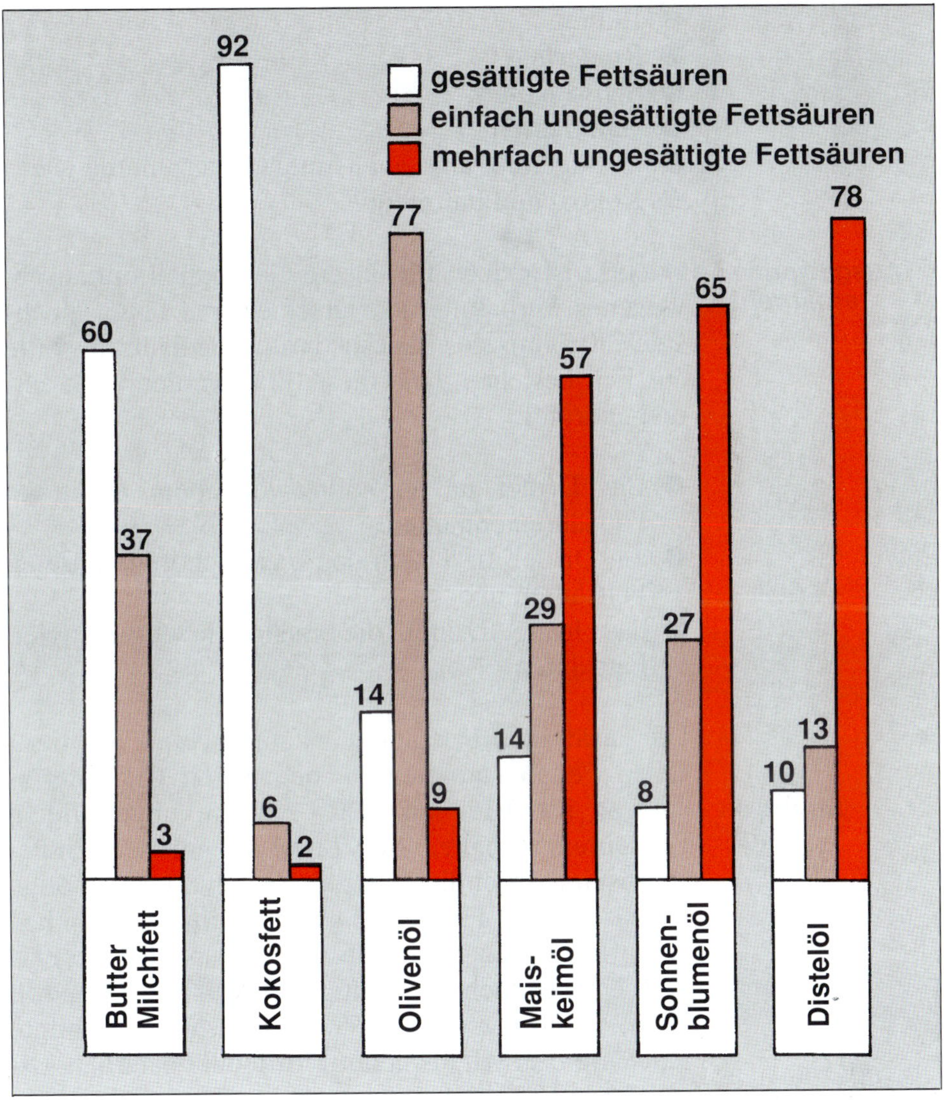

Diese stammen vor allem aus tierischen Nahrungsmitteln. Zu der Gruppe mit überwiegend gesättigten Fettsäuren gehören:

- Butter,
- Rinderfett,
- Schweinefett,
- Hammelfett,
- Geflügelfett, aber auch einige Pflanzenfette wie
- Kokos- und Palmfett.

Ausgewogen ernähren!

Wichtig ist jedoch für unsere Gesundheit ein ausgewogenes Verhältnis der verschiedenen Fette. Höchstens 30% unseres Tagesbedarfs an Ernährung sollte aus Fett bestehen. Und diese 30% werden noch einmal gedrittelt:

- Ein Drittel davon sollte vor allem gesättigte Fettsäuren enthalten,
- ein Drittel die »neutralen«, einfach ungesättigten Fettsäuren und
- das letzte Drittel die mehrfach ungesättigten Fettsäuren.

Neutrale Fette

Auf diese Fette kommt es an

Die gesättigten Fettsäuren – hauptsächlich aus tierischen Fetten stammend – heben den Cholesterinspiegel im Blut an. Die einfach ungesättigten Fettsäuren verhalten sich in bezug auf den Cholesterinspiegel ziemlich neutral. Sie bewirken die ölige Konsistenz des Fettes und stammen im wesentlichen aus pflanzlichen Ölen. Olivenöl beispielsweise enthält 77% einfach ungesättigte Fettsäuren (Ölsäure), 14% gesättigte und 9% mehrfach ungesättigte Fettsäuren; es gilt als neutral. Erdnußöl hat 56%, Distelöl nur 13% einfach ungesättigte Fettsäuren. Aber Distelöl enthält 78% mehrfach ungesättigte Fettsäuren (Linolsäure). Und auf die kommt es an.

Ungesättigte Fettsäuren haben:
- eine weiche bis flüssige Konsistenz (Öl),
- einen niedrigen Schmelzpunkt,
- eine leichte Verdaulichkeit und
- einen Schutzeffekt vor einer Erhöhung des Cholesterinspiegels.

Auch Produkte wie (Diät-)Margarine und Pflanzenfette, die mit diesen Pflanzenölen hergestellt werden, zeichnen sich durch einen hohen Gehalt an Linolsäure aus. Woher kommt dieser Unterschied in den Fetten?

Bauplan eines Fett-Teilchens

Ein kurzer Exkurs in die Chemie: Jedes Fettmolekül hat einen einfachen Bauplan. Es besteht aus einem Teil Glycerin und drei Fettsäureresten. Diese Fettsäurereste haben unterschiedlich lange Ketten von C-Atomen (Kohlenstoff) und manche sogenannte Doppelbindungen. Gesättigte Fettsäuren besitzen keine Doppelbindungen, einfach ungesättigte Fettsäuren eine Doppelbindung, mehrfach ungesättigte Fettsäuren dagegen haben mindestens zwei, oft mehrere Doppelbindungen. Kettenlänge und Doppelbindungen sind ausschlaggebend. Aus der Chemie übertragen auf unsere Nahrungsfette sieht das so aus:

Gesättigte Fettsäuren:
- feste Fettkonsistenz,
- hoher Schmelzpunkt,
- Erhöhung des Cholesterinspiegels.

Mehrfach ungesättigte Fettsäuren:

- weiche bis flüssige Fettkonsistenz (Öl),
- niedriger Schmelzpunkt,
- Senkung des Cholesterinspiegels.

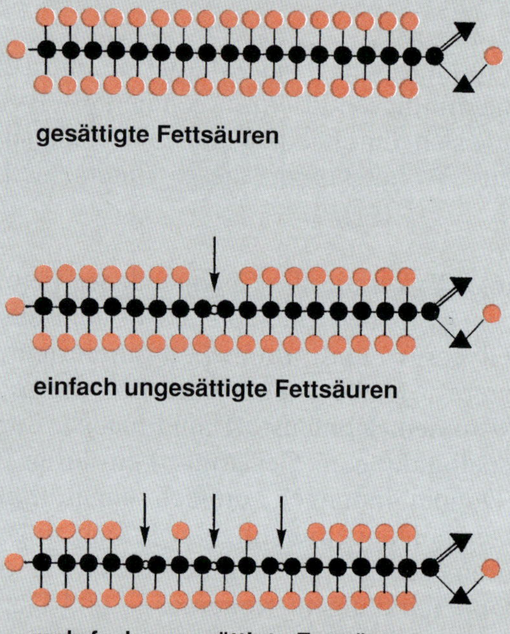

So können die Fettsäuren beschaffen sein, die zusammen mit Glyzerin das Neutralfett bilden. Für Fettstoffwechselstörungen spielt der Anteil dieser drei Typen eine wichtige Rolle.

Wertvollste Fettsäure

Die wichtigste der mehrfach ungesättigten Fettsäuren ist die Linolsäure. Linolsäure zählt zu den essentiellen, also lebensnotwendigen Bestandteilen der

Nahrung des Menschen. Die aus ihr entstehenden Eicosanoide (Prostaglandine) – sie sind ein Sammelbegriff für hormonähnliche Substanzen – sind wichtige Regulatoren von verschiedenen Organfunktionen des Menschen. Wir wollen hier nicht näher auf die etwas komplizierten chemischen Reaktionen und ihre Wirkmechanismen eingehen, sondern auf folgende Tatsache: Linolsäurereiche Kost gilt als wirksame diätetische Maßnahme bei zu hohen Cholesterinwerten.

Der Bedarf eines gesunden Menschen ist mit 3 g Linolsäure pro Tag gedeckt. In wesentlich höheren Mengen, so stellte man in zahlreichen Untersuchungen fest, senkt die Linolsäure deutlich den Cholesterinspiegel im Blut, nicht ganz so zuverlässig einen erhöhten Triglyceridspiegel. Das Ausmaß dieser Wirkung hängt jedoch von der Gesamtfettmenge, der Cholesterinzufuhr und der Menge von Linolsäure in der Nahrung ab. Wer also zu hohe Cholesterinwerte besitzt, tut gut daran, möglichst viel der täglich zugeführten Fette in Form von Linolsäuren (Diätbutter, Margarine, Öle mit Linolsäuren) zu sich zu nehmen.

Linolsäure senkt LDL

Möglicherweise haben Sie einmal von einem Krebsrisiko bei linolsäurereicher Kost gehört. Dafür gibt es bis zum heutigen Tag keinerlei Beweise, im Gegensatz zu dem Beweis, daß linolsäurehaltige Kost den Stoffwechsel positiv beeinflußt und das LDL-Cholesterin im Blut senkt. Linolsäurereiche Pflanzenfette sollten jedoch nicht zu hoch erhitzt werden, weil sie sich sonst zersetzen können. Es ist also besser, für eine Cholesterindiät entsprechend beschich-

Linolsäure nicht erhitzen!

tete Pfannen und Töpfe zu verwenden, mit denen man äußerst fettarm braten kann. Ideal sind auch Römertöpfe und Bratfolien, wo Öl und Fett nur zur Geschmacksverbesserung verwendet wird.

Fett trägt den Geschmack

Vielleicht fragen Sie sich nun, wozu wir überhaupt Fett benötigen. Könnte man nicht völlig fettfrei leben? Nun, wir essen alle gerne Fett, weil es gut schmeckt. Es ist nämlich ein idealer Geschmacksträger, da die meisten Geschmacksstoffe gut fettlöslich sind. Man denke nur an den saftigen Braten, die herrlichen Saucen, unterschiedlich gewürzte (aber sehr fette) Wurstsorten und schmackhafte Käsearten. Oder an Süßigkeiten wie Schokolade, Kuchen und Torten, Kekse, Pralinen – und was es noch so alles gibt.

Unser Körper benötigt Fett

Wir haben im Kapitel »Cholesterin« aber auch schon erfahren, daß der Körper Fett als Energiereserve benötigt. Besonders dann, wenn jemand bei starker körperlicher Arbeit mehr Energie verbraucht, als er durch die Nahrung aufnimmt. Im Gegensatz zu den gesättigten Fetten – daher die Erhöhung des Cholesterinspiegels – kann der Mensch die ungesättigten Fette nicht selbst herstellen. Sie müssen ihm als »essentielle« Fettsäuren mit der Nahrung zugeführt werden.

Vitamine, die nur in Fett löslich sind

Außerdem brauchen wir Fette in der Nahrung, um die lebenswichtigen Vitamine A, D und E aufzunehmen. Diese Vitamine sind nämlich nur in Fett löslich und können nur durch die Vermittlung der Gallensäuren aus dem Darm ins Blut aufgenommen werden.

Farbtafel 5: Zelle mit Fett-Teilchen

Mit Hilfe von LDL können unsere Körperzellen Cholesterin aufnehmen und einlagern. Neben dem großen dunklen Zellkern und den anderen Bestandteilen ist es deutlich in Form von gelben »Kügelchen« im Innern der Zelle zu erkennen. Diese Fett-Teilchen können bei Bedarf auch wieder Cholesterin an das HDL im Blut abgeben, von dem es zur Leber weitertransportiert wird.

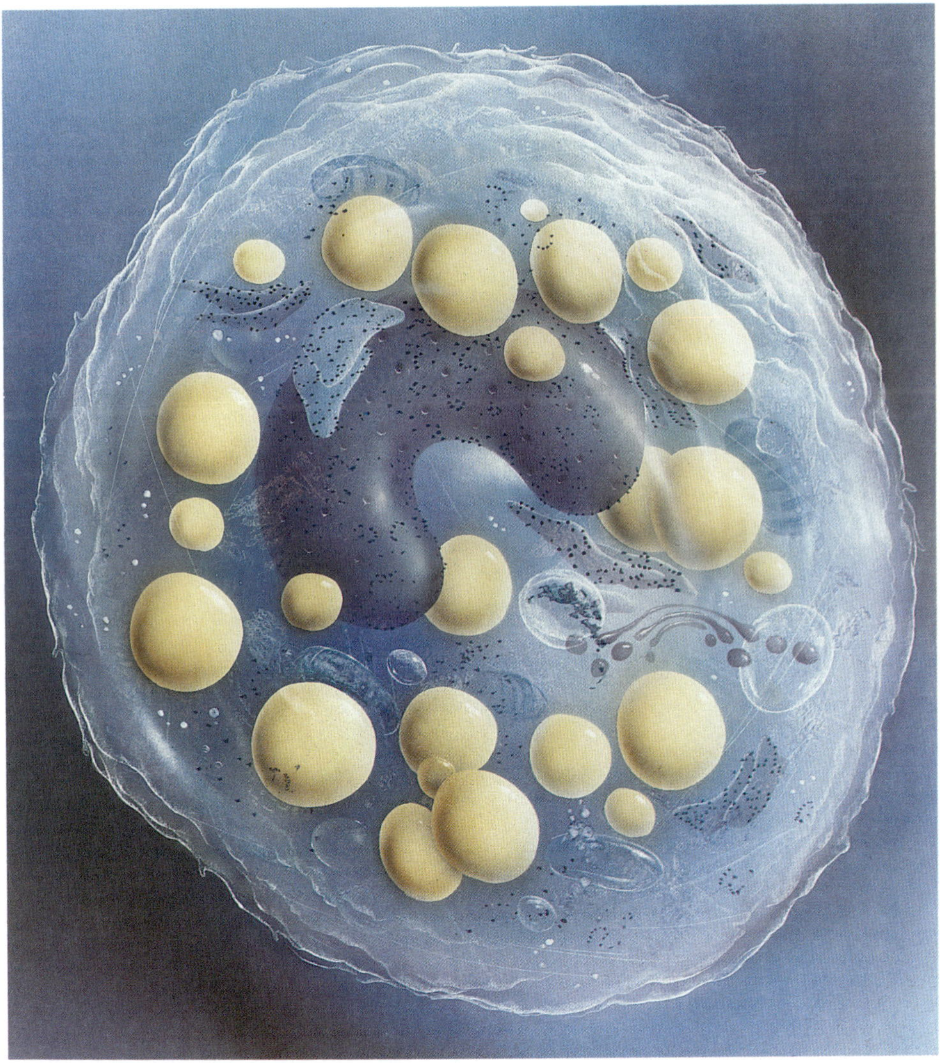

Farbtafel 6: LDL-Cholesterin

Aufbau eines LDL-Partikelchens, das aus einer äußeren Eiweißhülle und im Inneren vorwiegend aus Cholesterin besteht. Diese LDL-Teilchen sind Hauptverantwortliche für das Entstehen von Arteriosklerose.

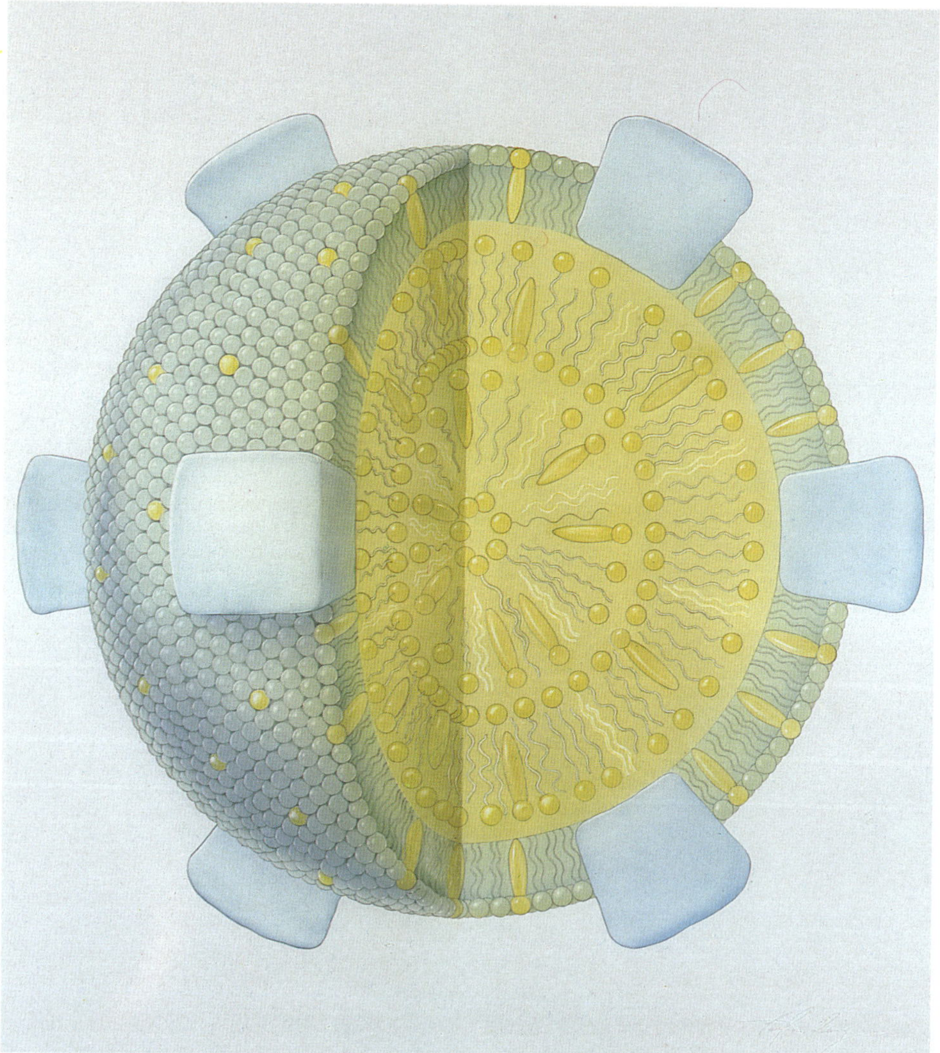

Nahrungsfett und Cholesterinwerte

Wichtiger Baustein

Wie wir inzwischen wissen, ist Cholesterin ein Fettbestandteil und ein unentbehrlicher Baustein für alle menschlichen und tierischen Gewebe und Zellen, außerdem ein unverzichtbarer Baustoff für Hormone und Vitamine. Bekannt ist auch, daß der Körper in der Leber selbst Cholesterin herstellen kann – und zwar reichlich. Täglich bildet er bis zu 2 Gramm. Dies ist der Grund, warum wir von außen, also durch die Nahrung, nur verhältnismäßig wenig Fett (beziehungsweise Cholesterin) zuführen müssen. Erinnern wir uns: Überschüssiges Nahrungscholesterin addiert sich zu dem im Körper selbst gebildeten Cholesterin. Unmengen von LDL-Cholesterin wird gebildet und lagert sich an den Arterienwänden ab. Die Folgen sind lebensgefährlich: Koronare Herzkrankheit, Herzinfarkt und Schlaganfall drohen.

Wenig Fett von außen notwendig

Einige Seiten zuvor sind wir schon darauf zu sprechen gekommen, daß der durchschnittliche Gesamtcholesterinspiegel bei den Bewohnern des Mittelmeerraumes um 200 mg/dl liegt, im Idealbereich also. Woher kommt es, daß beispielsweise Italiener, Spanier oder Griechen so optimale Cholesterinwerte haben?

Idealwerte am Mittelmeer

Wir kennen inzwischen die enge Beziehung zwischen der Höhe des Blutcholesterins, der Aufnahme gesättigter (tierischer) Fette in der Nahrung und der Entwicklung der Arteriosklerose. Verantwortlich dafür sind die »unguten« LDL-Teilchen. Der Grund für die optimalen Cholesterinwerte der Mittelmeeranwohner ist ganz einfach: Sie verwenden andere

Fettarten als wir. Es kommt neben der Fettmenge auch auf die Fettart an.

In der »Sieben-Länder-Studie« wurden Männer mittleren Alters aus den USA, Japan, Finnland, Niederlande, Italien, Jugoslawien und Griechenland untersucht, um die Zusammenhänge zwischen Ernährung, Cholesterinspiegel und Herzerkrankungen herauszufinden. Die Wissenschaftler stellten zunächst fest, daß ein hoher Anteil an gesättigten Fettsäuren in der üblichen Ernährung eines Landes in enger Wechselbeziehung steht zu höheren Cholesterinwerten und einer höheren Sterbeziffer infolge von Erkrankungen der Herzkranzgefäße bei der jeweiligen Bevölkerung. Damals, Anfang der fünfziger Jahre, schenkte man den einfach ungesättigten Fettsäuren noch wenig Beachtung. Man hielt ihren Einfluß auf den Cholesterinspiegel für neutral. Als man dann aber die Rolle der einfach ungesättigten Fettsäuren untersuchte, stellte man an fast 12000 Männern in einem Zeitraum von 15 Jahren fest, daß der Einfluß einfach ungesättigter Fettsäuren doch eine Rolle spielte. Er stand in deutlicher Wechselbeziehung zu einer niedrigeren Zahl der Todesfälle aufgrund von Erkrankungen des Herzens: Im Osten Finnlands, wo die Ernährung reich an Fleisch und Milchprodukten und folglich an gesättigten Fettsäuren ist, waren bei mehr als 50% der Todesfälle Koronarerkrankungen die Ursache. Auf Kreta, wo Fett vor allem in Form von Olivenöl gegessen wird, lagen bei nur etwa 5% der Todesfälle Koronarerkrankungen vor. Von den finnischen Testpersonen starben während des 15jährigen Untersuchungszeitraumes etwa 23%, von denen auf der Insel Kreta aber nur 9%.

Gesättigte Fettsäuren

Beispiel Finnland und Kreta

In einer anderen Studie erforschten die Wissenschaftler die Unterschiede zwischen den einfach ungesättigten und den mehrfach ungesättigten Fettsäuren. Nach vier Wochen wurden bei den Testpersonen Cholesterinwerte und Triglyceride gemessen. Dabei stellte sich heraus, daß die an mehrfach wie an einfach ungesättigten Fettsäuren reiche Kost gegenüber der Ernährung mit gesättigten Fetten einen Rückgang des LDL-Cholesterins um 17 % bewirkte.

Zusammenfassend läßt sich sagen:

- Der Cholesterinspiegel bei Menschen mit erhöhten LDL-Werten kann über eine Verringerung der Fettaufnahme gesenkt werden. Dazu sollte möglichst auf Lebensmittel mit gesättigten Fettsäuren verzichtet werden.
- Der Cholesterinspiegel sinkt, wenn man tierische durch pflanzliche Fette (Ausnahme: Kokosfett, Palmfett) ersetzt, also gesättigte Fette durch einfach ungesättigte Fettsäuren oder mehrfach ungesättigte Fettsäuren.

Olivenöl hebt HDL an

Untersuchungen der letzten Jahre haben ergeben, daß die »neutralen« Fette, also die einfach ungesättigten Fettsäuren, wie beispielsweise das Olivenöl, zwar den LDL-Spiegel nur geringfügig senken, dafür aber das HDL erhöhen. Deswegen ist die »Mittelmeer-Küche« eine ideale Ernährungsform. Eine noch bessere »Diät« ist die ostasiatische Küche. Sie besteht aus viel Reis, Fisch und Gemüse, gekocht wird mit Sojaöl. Dadurch wird nicht nur das

Sojaöl senkt LDL

»gute« HDL angehoben, sondern auch das »schlechte« LDL optimal gesenkt. Man kann sagen, daß beispielsweise die traditionelle japanische Küche genauso gut wirkt wie ein Lipidsenker. Wie gut, hat z.B. die »San Francisco Life-Style Heart-Trial« (1990) gezeigt. An der Studie nahmen 48 Patienten mit koronarer Herzkrankheit und nachgewiesenen Verengungen der Herzkranzgefäße (Stenosen) teil.

Strikte vegetarische Diät

28 Patienten (Interventionsgruppe) mußten sich an eine strikt vegetarische Diät mit einem Gesamtfettgehalt von 10 Prozent halten; an tierischen Produkten waren nur Eiklar und fettfreie Milch erlaubt. Sie mußten das Rauchen aufgeben, täglich eine halbe Stunde spazierengehen und außerdem zweimal wöchentlich an einem Streß-Management (Meditation und Atemübungen) teilnehmen, um Disstreß abzubauen. Die andere Gruppe (Kontrollgruppe, 20 Patienten) hielt sich an die von der American Heart Association empfohlene Ernährung mit einem Fettkonsum von 30 Prozent und betätigte sich sportlich.

Erfolg der Diät

Nach einem Jahr hatte sich in der Regressionsgruppe der mittlere Stenosengrad von 40 auf 37,6 Prozent gesenkt, bei 18 Patienten hatten sich die durch Plaques verursachten Verengungen deutlich zurückgebildet; die Angina-pectoris-Attacken verminderten sich insgesamt um 91 Prozent, verliefen kürzer und wenn, weniger schwer. In der Kontrollgruppe dagegen erhöhte sich der mittlere Stenosengrad von 42,7 auf 46,1 Prozent. Der Gesamtcholesterinspiegel senkte sich bei der »Life-style-Gruppe« um 24,3 Prozent gegenüber nur 5,3 Prozent bei der Kontrollgruppe, das LDL-Cholesterin um 38 Prozent.

Diese Studie brachte also zwei sehr wertvolle Erkenntnisse: Zum einen, daß die gültigen Empfehlungen der AHA und des National Cholesterol Education Program (NCEP) mit 30 Prozent Fettanteil in der Ernährung noch nicht strikt genug sind für Koronar- und Hochrisikopatienten. Zum anderen, daß eine derartig strenge Diät wirkungsvoller oder zumindest genauso effektvoll ist wie ein »medikamentöser« Lipidsenker, der – wie jedes Medikament – auch Nebenwirkungen hat.

Mittelmeer-Diät günstig

Prof. Desmond Julian (British Heart Foundation) meinte, daß die Ernährung von Bewohnern der Mittelmeerküste (Italiener, Griechen, Franzosen) zwar nicht ganz so strikt den Consensus-Empfehlungen entspricht, aber daß mit dieser »Mittelmeerdiät« vermutlich ähnliche Erfolge erzielt werden könnten.

Kein totaler Verzicht

Halten wir fest: Wir müssen nicht auf den Braten, auf das Schnitzel, das Steak oder das Brathuhn total verzichten. Wir sollten uns jedoch insofern umstellen, als wir uns angewöhnen, mit Pflanzenöl oder Pflanzenfett zu kochen anstatt mit Butter, Schweineschmalz oder anderen tierischen Fetten. Achten sollten wir außerdem auf die »versteckten« Fette in Wurst, Fleisch, Konditoreiwaren und Süßigkeiten. Sie sollten höchstens 10% der täglichen Gesamtfettaufnahme ausmachen, die wiederum höchstens 30% unserer täglichen Nahrung betragen sollte.

Ungünstige pflanzliche Fette:

- Kokosfett und Palmöl sind die großen Ausnahmen unter den pflanzlichen Fetten.

- Kokosfett enthält nur 2% mehrfach ungesättigte und 7% einfach ungesättigte, dafür aber 91(!)% gesättigte Fettsäuren (Butter hat 65% gesättigte Fettsäuren, Diät-Margarine 25%).

Ungesunde Fette bei Paniertem

Deshalb noch ein wichtiger Punkt: Verzichten Sie auf Nahrungsmittel, die schon fertig paniert oder frittiert sind. Denn Sie wissen nicht, welches Fett für die Panade oder zum Frittieren verwendet wurde. Die heißgeliebten, bereits panierten Fischstäbchen und die »Big Macs« oder dreistöckigen Burger plus Pommes frites aus der Tüte sind nicht nur Kalorien-, sondern vor allem Cholesterin-Bomben. Selbst wenn behauptet wird, zum Frittieren oder Panieren verwende man nur »reines Pflanzenöl«, hilft das wenig. Bei dem Pflanzenfett handelt es sich nämlich meist um Kokosfett oder Palmöl – und eben diese beiden Fettsorten enthalten fast nur die »schlechten« gesättigten Fettsäuren! Um sich vor Arteriosklerose zu schützen oder den Cholesterinspiegel zu senken, würden Sie in diesem Fall den Teufel mit dem Belzebub austreiben. Und noch etwas: In diesem Kapitel wurde über pflanzliche und tierische Fette, über gesättigte, einfach und mehrfach ungesättigte Fettsäuren gesprochen. Was nichts mit Kalorien zu tun hat. Sowohl das dicke Schmalzbrot als auch die Tüte Erdnüsse triefen geradezu vor Kalorien. Aber Sie nehmen mit dem Schmalzbrot tierisches Fett und gesättigte Fettsäuren zu sich und mit den Erdnüssen cholesterinfreies Pflanzenfett.

Auch auf Kalorien achten!

Nicht Diät – sondern Umstellung der Ernährung

Diät – dieses Wort hat für die meisten einen negativen Beigeschmack: Verzicht auf alles, was gut schmeckt, was Freude vermittelt. Angesagt ist Maßhalten in allen Dingen, Einschränkung und Selbstkasteiung. Dem ist nicht so. Essen soll nach wie vor Freude bereiten. Deswegen wollen wir den Begriff »Diät« im eigentlichen Sinn des Wortes verwenden. Das heißt, als Diät bezeichnet man eine auf Erfahrungswerten und Wissenschaft aufgebaute, von der normalen Ernährung deutlich abweichende Form der Nahrungsaufnahme, die ganz gezielt das Stoffwechselgeschehen beeinflußt und dadurch Krankheiten vorbeugt oder bestehende Krankheiten und Schäden abbaut. Eine Diät schont nicht nur den Organismus, sondern regeneriert und kräftigt ihn. Oft kann eine Diät Heilmittel ersetzen oder Arzneimittel wirkungsvoll unterstützen. Zugegeben, eine Diät legt gewisse Beschränkungen auf, denn die betroffenen Organe sollen geschont und regeneriert, der Stoffwechsel mobilisiert und entlastet werden.

Diät ist nicht nur Verzicht

Eine Diät zur Senkung des Cholesterinspiegels und zur Vorbeugung einer Arteriosklerose, vor allem auch zur Rückbildung von arteriosklerotischen Ablagerungen, muß jedoch keineswegs eintönig, geschmacklos und kompliziert sein. Einen Eindruck, wie abwechslungsreich und zugleich schmackhaft und wirkungsvoll eine Nahrungsumstellung zur Senkung des Cholesterinspiegels sein kann, bekommen Sie mit diesem Kapitel.

Nahrungsumstellung

Wir haben schon viel darüber erfahren, wie ein zu hoher Cholesterinspiegel zustande kommt, auch über die Funktionen der einzelnen Fette und nicht zuletzt über die Risikofaktoren. Wichtig bei einer Nahrungsumstellung zur Cholesterinspiegelsenkung ist, das Körpergewicht zu normalisieren und gleichzeitig alle Nahrungsmittel zu meiden, die viel Cholesterin enthalten. Die Diät sollte außerdem ballaststoffreich, eiweißarm und nicht zu fett sein. Neben einer Begrenzung der Energiezufuhr unserer Nahrung ist das Wichtigste eine Verringerung des Fettgehaltes der Lebensmittel und eine Veränderung der Fettzusammensetzung.

Das ist wichtig

Unsere Nahrung soll also

- weniger Energie (Kalorien),
- weniger Fett,
- eine günstigere Fettzusammensetzung und
- mehr Ballaststoffe

enthalten.

Wir wissen, daß die Entstehung einer Arteriosklerose ein langer Prozeß ist, der sich über Jahre hinzieht, beim einen schneller, beim anderen langsamer. Dabei spielt auch die Erbanlage eine Rolle. Bei manchen Menschen sind die Schutzmaßnahmen des Körpers gestört. Normalerweise produziert der Körper selbst Cholesterin, hauptsächlich in der Leber, aber auch in der Dünndarmschleimhaut und in der Haut. Die Deutsche Gesellschaft für Ernährung schätzt, daß die Deutschen durchschnittlich pro Tag 600 mg Cholesterin essen, dabei würde für einen Gesunden eine Cholesterinaufnahme von 300 bis 400 mg völlig genügen. Menschen mit erhöhten Blutfettwerten

300 mg/Tag Cholesterin genügen

sollten sich mit nur 200 bis 300 mg täglich begnügen. Die Cholesterinumsetzung in Bausteine von Zellwänden, zur Hormonbildung und als Grundstoff für Gallensäuren und die Aufnahme von Cholesterin in die Zellen regulieren spezielle Empfangsstellen an den Zellen, die Rezeptoren (siehe Kapitel »Ein Ausflug in die Wissenschaft«).

Rückkoppelungseffekt

Wenn zu viel Cholesterin mit der Nahrung aufgenommen wird, schränkt die Leber den Cholesterinaufbau ein. Das bedeutet, daß ein Stoffwechselgesunder ruhig auch mal eine größere Menge Cholesterin zu sich nehmen kann, ohne daß großer Schaden entsteht. Gefährlich wird es dann, wenn der Körper ständig große Mengen von Cholesterin von außen zugeführt bekommt. Dann – so wissen wir – lagert sich das überschüssige Cholesterin hauptsächlich in den Arterienwänden ab.

Schneller geschieht dies bei Menschen, die – durch Vererbung – zu wenig spezielle Empfangszellen an den Zellen für Cholesterin besitzen. Durch den Rezeptorenmangel kann nicht genügend Cholesterin in die Zellen aufgenommen werden. Immer mehr Cholesterin sammelt sich im Blutserum an und bleibt als Plaques in den Arterien hängen.

Triglyceride steigen schneller

Steigt nun der Blutfettspiegel sofort an, wenn man beispielsweise zwei Eier (300 mg Cholesterin pro Dotter), ein Wurstbrot und einen Braten an einem Tag ißt? In diesem Fall ja, und zwar aufgrund der Nahrungsfette. Hier reagiert der Triglyceridspiegel innerhalb von zwei bis drei Stunden. Hätte dieselbe Person nur die cholesterinreichen Eier gegessen, so

Wirkung verzögert

wäre der Cholesterinspiegel erst in vier bis fünf Tagen angestiegen. Bei einer ausschließlichen Cholesterinzufuhr antwortet der Cholesterinspiegel mit einer Zeitverzögerung. Auf eine übermäßige Zufuhr von Kohlenhydraten oder Alkohol reagiert unser Organismus nach etwa sechs bis zehn Stunden mit erhöhten Triglyceridwerten.

Warum wird dies hier erwähnt? Um nachzuweisen, daß es durch eine cholesterinfreie Diät möglich ist, den Cholesterinwert auf 160 mg/dl zu senken. Nachdem in einem Versuch bei drei Gruppen der Cholesterinspiegel auf 160 mg/dl gesenkt worden war, erhielten die freiwilligen Teilnehmer in abgestuften Mengen Cholesterin. Auf diese Versuche reagierten die Cholesterinwerte im Blut nach zwei, drei und vier Wochen mit den entsprechenden Anstiegen. Womit bewiesen war, daß Cholesterin in der Nahrung den Cholesterinspiegel im Blut anhebt (nach Mattson). Durch diese Untersuchungen stellte man außerdem fest, daß der Einfluß des Nahrungscholesterins nicht abhängig ist von der Art des gleichzeitig zugeführten Fettes. Das Cholesterin in der Nahrung wirkt als eigenständiger Faktor auf den Cholesterinspiegel im Blutserum.

Beweis durch Versuche

In einem weiteren Versuch gab man den Versuchspersonen zusätzlich zum Nahrungscholesterin verschiedene Fette: Kokosfett (gesättigtes Fett), Olivenöl (einfach ungesättigtes Fett) sowie Distelöl mit hohem Linolsäuregehalt (mehrfach ungesättigtes Fett). Hier bestätigte sich: Gesättigte Fettsäuren wirken doppelt so stark anhebend auf die Cholesterinkonzentration wie die mehrfach ungesättigten

Art des Fettes entscheidend

Fettsäuren senkend wirken. Einfacher ausgedrückt bedeutet das: Man muß zwei Gramm Linolsäure (mehrfach ungesättigte Fettsäure) essen, um die schädliche Wirkung von einem Gramm gesättigter Fettsäure (Kokosfett) auszugleichen.

Man darf sich durch diesen Nachweis jedoch nicht verleiten lassen, die Aufnahme von gesättigten Fettsäuren durch die Aufnahme einer doppelten Menge von mehrfach ungesättigten Fettsäuren auszugleichen. Da bekäme man mit der Energiebilanz Probleme. Erinnern wir uns an das Beispiel vom dicken Schmalzbrot und der Tüte Erdnüsse. Das Schmalzbrot enthält gesättigte Fettsäuren, die Tüte Erdnüsse mehrfach ungesättigte Fettsäuren. Man darf nun keinesfalls sagen, mit zwei Tüten Erdnüssen gleiche ich das Schmalzbrot aus – vorausgesetzt, es handelte sich um die gleiche Fettmenge. Denn hier würde der Kalorienbombe »Schmalzbrot« eine doppelte Bombe mit zwei Tüten »Erdnüssen« aufgesetzt.

Fett: immer eine Kalorienbombe

Eine Senkung des Cholesterinspiegels sollte also nicht nur durch einen Austausch der Fette – statt tierischem Fett pflanzliches, statt gesättigten Fettsäuren besser mehrfach ungesättigte Fettsäuren – erreicht werden, sondern auch durch eine möglichst **fettarme** Ernährung.

Fettarm ernähren!

Wer also an Übergewicht leidet und abnehmen will oder muß, sollte nicht nur auf Pflanzenfette umstellen, sondern auch den Fettanteil kräftig reduzieren. Jedes Gramm Fett liefert 9 Kilokalorien. Sie brauchen nun kein schlechtes Gewissen zu bekommen,

Immer auch auf Kalorien achten

wenn Sie »mal« ein dickes Butterbrot essen oder ein Stück Kuchen. Gleichen Sie diese »Sünde« mit dem Kochtopf aus. Verwenden Sie zum Kochen, Braten, Grillen nur hochwertige Pflanzenöle (einfach oder mehrfach ungesättigte) oder aus hochwertigen Pflanzenölen hergestellte Margarine. Verzichten Sie auf Backfette (Shortenings), die Kokosöl enthalten, auch auf vorpanierte oder vorfrittierte (Tiefkühl-)speisen.

Tricks beim Kochen

Nutzen Sie küchentechnische Tricks wie spezialbeschichtete Pfannen, für die man kaum Fett zum Braten benötigt, oder Grill, Römertopf bzw. Alufolie und Mikrowellenherd. Rühren Sie die Salatsaucen nur mit hochwertigen Pflanzenölen, wenig Salz und vielen anderen Gewürzen (Senf, Pfeffer, Ingwer, Knoblauch usw.) und schmackhaften Kräutern (Basilikum, Zitronenmelisse, Petersilie, Schnittlauch, usw.) an. Solange Sie nicht an Übergewicht leiden, müssen Sie keine »Diät« halten. Um sich aber vor Arteriosklerose zu schützen, sollten Sie Ihre Ernährung umstellen. Was gar nicht so schwer ist, wie Sie in den nächsten Kapiteln sehen werden.

Darauf sollten Sie verzichten

Schränken Sie die Zufuhr von Cholesterin ein. Verzichten Sie einfach weitgehend auf Innereien (Leber, Niere, Bries, Hirn, Lunge), möglichst auch auf (vorgefertigte) Bratensaucen, Fleischbrühen und Fleischextrakte sowie Vorpaniertes und sogenannte »Fertiggerichte«. Letztere mit einer Einschränkung: Inzwischen kann man komplette Mahlzeiten kaufen, die speziell zur Gewichtsreduktion oder für spezielle Diäten hergestellt wurden. Die können Sie sich besorgen. Achten Sie aber dennoch auf die »Inhalte«, die auf der Packung aufgedruckt sein müssen. Inzwischen wissen Sie selbst gut, wie Ihre Ernährung zusammengestellt sein sollte, daß Sie problemlos erkennen können, ob das Fertiggericht »gut« oder »schlecht« ist.

Was soll man also bei einer cholesterinsenkenden Diät beachten?

- Einmal die Einschränkung der Kalorienzufuhr insgesamt,
- zum zweiten weniger cholesterin- und fetthaltige Nahrungsmittel aufnehmen!

Nicht mehr als 300 mg Cholesterin

Fassen wir nochmals zusammen: Die maximale Cholesterinaufnahme pro Tag sollte nicht mehr als 300 mg betragen. Man erreicht sie durch eine gezielte Lebensmittelauswahl (siehe Tabellen am Ende des Buches). Einschließlich der versteckten Fette (Wurst, Käse, Kuchen) täglich nur so viel Fett zu sich nehmen, wie man Zentimeter über hundert mißt (Broca-Index): Ein 170 cm großer Mensch sollte sich mit 70 g Fett täglich begnügen. Diese Fettmenge wird gedrittelt: Ein Drittel des Fettes kann aus gesättigten oder tierischen Fetten bestehen, das zweite Drittel aus einfach ungesättigten Fettsäuren (Olivenöl), das dritte Drittel muß aus mehrfach ungesättigten Pflanzenfetten (mit hohem Anteil von Linolsäure) bestehen.

Drei verschiedene Drittel

Denn

- gesättigte Fettsäuren wirken cholesterinspiegelsteigernd,
- einfach ungesättigte Fettsäuren verhalten sich weitgehend neutral,
- mehrfach ungesättigte Fette helfen, den Cholesterinspiegel zu senken.

Risiko Arteriosklerose verringern!

Je mehr man auf mehrfach ungesättigte Fette – und das gilt vor allem für Menschen mit erhöhtem Cholesterinspiegel und mit Stoffwechselstörungen – umsteigt, desto geringer ist das Risiko, an einer Arteriosklerose zu erkranken. Eine Cholesterinsenkung um etwa 20 % bedeutet eine Verminderung des Infarktrisikos um etwa 40 %!

Die 3 Nährstoffgruppen

Schuld an der »Zeitbombe« Arteriosklerose ist fast immer eine falsche Zusammensetzung unserer Ernährung. In welchem Verhältnis aber sollten die drei Nährstoffgruppen Fett, Eiweiß und Kohlenhydrate zueinander stehen? Dafür gibt es eine ganz einfache Regel:

- Höchstens 30 % sollte der Fettanteil unserer täglichen Nahrung ausmachen, davon möglichst viel an mehrfach ungesättigten Fetten.
- Höchstens 15 % sollte der Eiweißanteil betragen. Quark, Fisch und Fleisch sind besonders eiweißreiche Nahrungsmittel, aber auch Hülsenfrüchte, Kartoffeln und Getreide. Verwenden Sie wegen der ebenfalls darin vorkommenden gesättigten Fette die tierischen Eiweißträger in möglichst fettarmer Form und kleinen Portionen, z.B. mageres Fleisch (Geflügel), magerer Fisch (kein Aal), entrahmte Milch, fettarmer Käse, magere Wurst. Bevorzugen Sie als Eiweißträger pflanzliche Nahrungsmittel wie Gemüse, Salate, Kartoffeln und alle Sorten von Getreideprodukten (Reis, Haferflocken, Brot).
- 50 bis 60 % unserer Nahrung sollte aus Kohlenhydraten bestehen. Sie kommen vor allem in Mehl, Reis, Zucker und in Kartoffeln vor.

Sollten Sie nun etwas verwirrt sein, weil beispielsweise Kartoffeln oder Getreideprodukte sowohl unter den Eiweißträgern als auch den Kohlenhydratträgern genannt wurden, so ist das leicht zu erklären. Die meisten unserer Nahrungsmittel enthalten zwei oder drei Nährstoffgruppen. Auch hier kommt es wieder auf den Anteil an, der überwiegt.

100 g Kalbshirn enthalten:
3150 mg Cholesterin
10,1 g Eiweiß
7,6 g Fett und
0,5 g Kohlenhydrate.

Zu viel Cholesterin

100 g Seelachs enthalten:
33 mg Cholesterin
18,3 g Eiweiß
0,8 g Fett und
0 Kohlenhydrate.

Viel Eiweiß

100 g Kartoffeln enthalten:
0 g Cholesterin
2,1 g Eiweiß
0,1 g Fett und
18,5 g Kohlenhydrate.

Viele Kohlenhydrate

Da es genügend Broschüren und Bücher mit Rezepten für eine cholesterinarme Diät gibt, wollen wir hier auf die Rezepte kompletter Mahlzeiten verzichten. Anhand der Tabellen am Ende dieses Buches kann sich jeder ohne große Probleme eine ausgewogene Mahlzeit zusammenstellen, die sowohl den

Cholesteringehalt als auch die Kalorienmenge berücksichtigt.

Grundsätzlich sollten Sie dabei die Faustregel beachten:
- höchstens 30% Fett,
- höchstens 15% Eiweiß und
- 50 bis 60% Kohlenhydrate.

Wichtiger Ballast

Im Zusammenhang mit den Kohlenhydraten sollten noch die Ballaststoffe erwähnt werden. Untersuchungen haben gezeigt, daß bestimmte Ballaststoffe die Cholesterinausscheidung fördern und damit die Normalisierung des Blutcholesterins unterstützen. Außerdem beeinflussen sie die Darmtätigkeit, was besonders für Menschen mit einer sitzenden Tätigkeit wichtig ist.

Zu den ballaststoffreichen Kohlenhydraten zählen:
- Vollkornbrot,
- Haferflocken,
- Rohkostsalate,
- Gemüse,
- Obst (Äpfel und Birnen möglichst ungeschält),
- Hülsenfrüchte.

Sie gehören täglich auf den Speisezettel.

Erinnern wir uns an die »gesunden« Bewohner der Mittelmeerländer. Sie essen viel Fisch, Gemüse, Obst und Spaghetti, Ravioli, Makkaroni usw. Zwischen italienischen Teigwaren und den deutschen besteht jedoch ein großer Unterschied. Bei uns werden sogenannte »Eierteigwaren«, mit »Frischei« angepriesen. 100 g Eierteigwaren enthalten im Durchschnitt 94 mg Cholesterin – dank der Eier. Südländische Teigwaren sind mit Hartweizengrieß hergestellt und ohne die Zutat »Ei«. Dadurch enthalten sie keinerlei Cholesterin, etwas weniger Fett, dafür etwas mehr (ballaststoffreiche) Kohlenhydrate – und sind gesünder. Auch ihr Gesamtkaloriengehalt liegt so etwas niedriger.

Teigwaren ohne Ei

Apropos Kalorien: Schlagen Sie sich das Vorurteil »Kartoffeln machen dick« aus dem Kopf. 100 g Kartoffeln haben 70 Kilokalorien, 100 g Eierteigwaren 347 Kilokalorien, 100 g Brötchen (Semmeln) 258 Kilokalorien. Kartoffeln besitzen einen weiteren Vorteil: Sie entwässern und bringen den Elektrolythaushalt des Körpers wieder in Ordnung. Weder Gemüse noch Obst enthalten Cholesterin, ebensowenig Nüsse. Aber wie schon gesagt, dank ihres hohen Fettgehaltes sind fast alle Nußsorten wahre Kalorienbomben. Bei jeweils 100 g enthalten Walnüsse 666 Kilokalorien, Erdnüsse 586 Kilokalorien und Haselnüsse 643 Kilokalorien.

»Schlankmacher« Kartoffel

Wer also abnehmen will, sollte auf »Party- und Fernsehgenüsse« ganz verzichten. Das gleiche gilt für Kartoffelchips. Die Gefahr liegt hier nicht bei der Kartoffel, sondern beim Fett, mit denen sie frittiert wurden. Erinnern wir uns: Frittierfette (gehärtete Fette) sind meist Palmölfette, die einzige Sorte von Pflanzenfett, die wir auf jeden Fall meiden sollten.

Vorsicht vor Kartoffelchips

Obst und Gemüse

Obst und Gemüse sind ideale Nahrungsmittel, wenn Sie auf Ihren Cholesterinspiegel achten müssen.
Sie enthalten viel:

- Vitamine,
- Mineralien,
- Kalium und
- Ballaststoffe.

Sie enthalten wenig:

- Fett,
- Kalorien,
- Natrium und
- kein Cholesterin.

Achtung: kalorienhaltig

Eine Ausnahme sind Oliven und Avocados. Avocados weisen einen Fettanteil von etwa 35 Gramm bei einem Gewicht von 150 Gramm auf und sind deswegen ziemlich kalorienhaltig: 1 mittlere Avocado hat etwa 335 Kilokalorien. Oliven enthalten ziemlich viel Salz, besonders, wenn sie zudem eingelegt oder mariniert sind. Sie sind auch kleine Kalorienbomben: Pro Olive ißt man etwa 52 Kilokalorien.

Über Kokosfett haben wir bereits gesprochen. Es ist das einzige pflanzliche Fett mit gesättigten Fettsäuren. Deswegen ist es besser, auf Kokosnüsse oder Kokosflocken zu verzichten, wenn man seine Cholesterinwerte in den Griff bekommen will.

Ideal: Obst und Gemüse

Alle Gemüse und Früchte mit Ausnahme von Avocados, Oliven und Kokosnüssen sind ideal bei einer cholesterinsenkenden Diät. Wenn möglich, sollten

Sie täglich mindestens drei Portionen Früchte und drei Portionen Gemüse oder Salat essen. Das ist nicht so viel, wie es im ersten Moment den Anschein hat. Eine Portion Obst besteht aus einer mittelgroßen, frischen Frucht, einem Apfel, einer Birne oder einem Schälchen Trauben oder Beeren. Dies ist optimal als Zwischenmahlzeit, weil es zudem die Verdauung mobilisiert.

Besser frisches Obst

Ziehen Sie stets frisches Obst dem eingemachten Obst, Kompott oder Obst aus der Konserve vor. Rohkost ist gesünder. Das gilt auch für Gemüse. Es enthält kein Cholesterin, jedoch besonders viele Vitamine und Mineralstoffe. Bereiten Sie Gemüse und Salate mit Diätmargarine oder hochwertigem (einfach oder mehrfach ungesättigten Fettsäuren) Pflanzenöl zu, salzen Sie sparsam, verwenden Sie aber nach Geschmack und Belieben frische Kräuter und Gewürze.

Vitaminschonende Zubereitung

Bereiten Sie Gemüse vitaminschonend zu. Die meisten Vitamine sind nämlich wasserlöslich und wärmeempfindlich. Werden Obst und Gemüse zu lange warmgehalten oder zu gar gekocht, verlieren sie besonders viel von ihrem Anteil an Vitamin C. Im übrigen eignen sich sehr viele Gemüse im Rohzustand auch als Salate. Hinsichtlich des Vitamin- und Mineralstoffgehaltes sind tiefgefrorenes Obst und Gemüse auf jeden Fall Einmachkonserven vorzuziehen.

Mehr Vitamine für Raucher

Hier noch ein Tip für Raucher: Starke Raucher benötigen bis zu 40% mehr Vitamin C als Nichtraucher.

Fisch statt Fleisch – Das Geheimnis der Omega-3-Fettsäuren

»Das beste Fleisch wächst nicht im Stall, sondern im Wasser«, behauptete einmal ein Ernährungswissenschaftler. Alle Ärzte, die sich intensiv mit Arteriosklerose, mit Fettstoffwechselstörungen und der Rolle des Cholesterins beschäftigen, raten ihren Patienten zu zwei bis drei Fischmahlzeiten pro Woche. Sie empfehlen dies nicht nur Patienten mit erhöhtem Cholesterinspiegel, sondern auch den Gesunden zur Prophylaxe, also zum Schutz vor einer Arteriosklerose. Wie und warum können Fischmahlzeiten vor Arteriosklerose schützen, warum senken sie den Cholesterinspiegel?

Öfter Fisch statt Fleisch

Von den Eskimos lernen

Bereits vor einigen Jahren stellten Wissenschaftler fest, daß sich Eskimos und die Bewohner einiger japanischer Inseln zwar sehr fett ernähren, daß jedoch bei diesen Menschen Herzinfarkte kaum vorkommen. Bei den Fischern, die auf den kleineren japanischen Inseln lebten, registrierte man einen idealen Cholesterinspiegel, und die Eskimos waren trotz ihres hohen Fettkonsums herzkreislaufgesund und kannten keine Arteriosklerose. Ursache dafür, das fand man rasch heraus, sind im Fischfett vorkommende charakteristische Fettsäuren, Omega-3-Fettsäuren. Erinnern wir uns: Tierische Fette und Kokos- und Palmöl enthalten gesättigte Fettsäuren, die das »schlechte« LDL-Cholesterin ansteigen lassen. Olivenöl enthält dagegen vorwiegend einfach ungesättigte Fettsäuren, die sich neutral verhalten. Und schließlich gibt es Fette mit zwei- oder mehrfach ungesättigten Fettsäuren. Mehrfach ungesättigte

Fettsäuren werden nach ihrem chemischen Aufbau wiederum unterschieden, und zwar in Omega-6-Fettsäuren (z.B. Linolsäure in Sonnenblumenöl oder Sojaöl) und in Omega-3-Fettsäuren, beispielsweise die Eicosapentaensäure, welche im Fischfett vorkommt. Wir wissen, daß ungesättigte Fettsäuren die Cholesterinkonzentration im Blut des Menschen senken. Eine nahezu neutrale Wirkung übt die Ölsäure aus, dagegen senken Linolsäure und Eicosapentaensäure die Cholesterinkonzentration deutlich. Allerdings – wie bereits erwähnt – immer nur halb so viel wie die Cholesterin anhebende Wirkung von gesättigten Fettsäuren. Das heißt, um den Cholesterinspiegel nicht zu hoch ansteigen zu lassen, ist es sinnvoll, die Gesamtfettzufuhr und speziell die Zufuhr von gesättigten Fettsäuren zu senken.

Omega-6- und -3-Fettsäuren

In Untersuchungen nachgewiesen ist, daß durch Omega-6-Fettsäuren (linolsäurehaltige Öle) die Triglyceridkonzentrationen im Blut mäßig, durch Omega-3-Fettsäuren jedoch deutlicher gesenkt werden. Omega-3-Fettsäuren senken also sowohl den Cholesterin- als auch den Triglyceridspiegel. Sie kommen vor allem im Fett der Seefische vor. Diese Fette haben einen sehr niedrigen Schmelzpunkt, weswegen sie auch noch bei Minustemperaturen flüssig und bei Zimmer- oder (Säugetier-)Körpertemperatur nahezu wäßrig-dünnflüssig sind. Wegen dieser physikalischen Eigenschaft sind Omega-3-Fettsäuren reichlich im Organismus solcher Lebewesen vorhanden, die in extrem niedrigen Temperaturen funktionieren müssen, besonders also bei Lebewesen in der Arktis, in den Polarmeeren. Kleinstlebewesen und kleine Schalentiere (Krill) enthalten

Omega-3 senkt LDL und Triglyceride

Kaltwasser-Seefische

reichlich Omega-3-Fettsäuren. Von ihnen ernähren sich die Fische der arktischen, aber auch anderer kalter Gewässer und nehmen so Omega-3-Fettsäuren mit der Nahrung auf. Daher kommt es, daß Fische, welche diese kleinen Lebewesen fressen, in ihrem Organismus wiederum Omega-3-Fettsäuren speichern. Das sogenannte »Fischöl«, Omega-3-fettsäurereiches Öl also, ist eigentlich eine falsche Bezeichnung, da diese mehrfach ungesättigten Fette nicht vom Fisch, sondern von jenen Kleinstlebewesen produziert werden.

Wertvolles Fischöl

Omega-3-Fettsäuren, so stellte man fest, hemmen eine Verklumpung der Blutplättchen und die Freisetzung einer Substanz, welche die Verklumpung von Blutplättchen fördert und auf die glatte Muskulatur der Arterien zusammenziehend wirkt. So liegt die Vermutung nahe, daß durch den Verzehr von Omega-3-fettsäurehaltigen Nahrungsmitteln, von Fisch also, die Bildung von Blutpfröpfen wieder verhindert werden kann. Jedenfalls kommt in bezug auf die Arteriosklerose den Fischen als Nahrungsmittel eine besondere Bedeutung zu.

Verhinderung von Blutpfröpfen

Fassen wir noch einmal zusammen:

- Omega-3-Fettsäuren senken das »schlechte« Cholesterin (LDL) sowie die triglyceridhaltigen VLDL; das »gute« HDL wird nicht beeinflußt.
- Omega-3-Fettsäuren senken folglich auch den Triglyceridspiegel – und das ist gut.

- Omega-3-Fettsäuren verhindern die Verklumpung der Blutplättchen, ein wichtiger Teilschritt bei der Entstehung einer Arteriosklerose.
- Omega-3-Fettsäuren »verflüssigen« das Blut, fördern also den Blutstrom, die Fließeigenschaften des Blutes.
- Omega-3-Fettsäuren, regelmäßig eingenommen, können bei einer mäßigen Hypertonie auch den Blutdruck senken.

Vielfältige Möglichkeiten

Zur Zeit werden noch eine ganze Reihe anderer »Einsatzmöglichkeiten« von Omega-3-Fettsäuren untersucht, die hier nur am Rande erwähnt werden sollen. Es handelt sich hier in erster Linie um sogenannte Autoimmunkrankheiten. So bezeichnet man Krankheiten, bei denen Antikörper gebildet werden, welche sich gegen körpereigene Zellen wenden, auch Krankheiten, die mit Entzündungen und/oder (Muskel-)Verkrampfungen einhergehen: Dazu zählen rheumatische Erkrankungen, Magen- und Darmentzündungen und -geschwüre, Morbus Crohn, Dysmenorrhoe (schmerzhafte Monatsblutung), Psoriasis (Schuppenflechte der Haut, die auch zu Entzündungen der Gelenke führen kann), usw.

Lebensnotwendige Nahrung

Omega-3-Fettsäuren kommen bei allen Fischarten vor, besonders jedoch bei Kaltwasser-Meeresfischen wie Lachs, Makrele, Hering, Kabeljau, Sardinen und Dorsch. Die Konzentration liegt bei etwa 1 g pro 100 g Fisch. Omega-3-Fettsäuren sind – ebenso wie Omega-6-Fettsäuren – essentielle Nahrungsbestandteile, das heißt, sie müssen dem Körper von außen, durch Nahrung, zugeführt werden, weil der Organismus sie selbst nicht bilden kann.

Das Wichtigste noch einmal zum Schluß:

- Mindestens zweimal, besser dreimal pro Woche Fisch statt Fleisch essen!
- Besser Seefisch statt Süßwasserfisch!
- Außerdem: Nebenwirkungen von Omega-3-Fettsäuren sind nicht bekannt!
- Je öfter Fisch, desto besser. Aber bitte nicht in Form von vorpanierten Fischstäbchen!

Was ist von Fischölkapseln zum Einnehmen zu halten?

Fischölkapseln sinnvoll?

Im Zusammenhang mit »Fischöl« und Omega-3-Fettsäuren muß unbedingt etwas geklärt werden, was sicherlich viele Leser beschäftigt: Sinn und Unsinn der käuflichen Fischölkapseln. Wir haben gesehen, daß die Einsatzmöglichkeiten von Omega-3-Fettsäuren immer größer werden und bestimmt noch nicht gänzlich bekannt sind. In gleichem Maße wächst aber auch die Palette der im Handel angebotenen Fischölkapseln und Lebertrane mit Omega-3-Fettsäuren. Großaufgemachte Reklame in Presse und in Schaufenstern von Drogerien verspricht uns Schutz vor Stoffwechselstörungen, Infarkten, erhöhtem Cholesterinspiegel sowie Fettstoffwechselstörungen, wenn wir diese und jene Fischölkapseln teuer kaufen und reichlich schlucken. Im Handel sind derzeit an die dreißig(!) verschiedene Präparate mit »essentiellen Omega-3-Fettsäuren«, »Lebertran«, »Fischöl-Konzentration«, »Seefischöl«, »Lachsöl«, »Fischöl«, »Kabeljauöl«, »Heilbutt pur«, »kombinierte essentielle Fettsäuren«, »Lachsöl-Konzentration«, »Omega-3-Fettsäuren« und »Omega-3-plus«, was immer damit gemeint sein soll.

Verwirrende Angebote

Sicherlich haben Sie schon gemerkt: Hier herrscht keine Einheit, sondern Chaos, hier besteht keine Klarheit, sondern eher Verwirrung. Dazu kommt, daß einige dieser Präparate Zusätze wie Knoblauch, Zwiebel- und Nachtkerzenöl enthalten. Dies ist das Problem. So wirkungsvoll Omega-3-Fettsäuren sein können, so vorsichtig sollte man mit den angebotenen Fischölkapseln umgehen. Viele dieser Präparate kann man in Drogerien und Supermärkten kaufen, da sie teilweise unter das Lebensmittel- und nicht unter das Arzneimittelgesetz fallen.

Vorsicht geboten!

Es sind keine einheitlichen Maßstäbe festgelegt für:
- den Gehalt an Omega-3-Fettsäuren,
- die Zusammensetzung der enthaltenen Fette und Öle,
- die Art der Omega-3-Fettsäuren,
- den exakten Tagesbedarf und
- den Gehalt an Peroxiden (schädliche Abbauprodukte der Omega-3-Fettsäuren).

Merken Sie sich einfach: Gute Qualitätspräparate kann Ihnen Ihr Arzt verschreiben. Nehmen Sie Fischölkapseln nur, wenn der Arzt Ihnen dazu rät und keinesfalls Angebote oder Billigpräparate aus dem Supermarkt in »Eigenregie«. Das hervorste-

Lassen Sie sich vom Arzt beraten

chendste Argument gegen eine Selbstmedikation mit Fischölkapseln dürfte sein, daß bei manchen Präparaten die Anzeigen irreführen. Sie erwecken den Eindruck, man könne essen, was man wolle, die Einnahme dieser oder jener Fischölkapsel schütze in jedem Falle vor Arteriosklerose, Infarkt, zu hohen Blutfetten und Cholesterin, Fettstoffwechselstörungen usw. Das ist falsch: Das Infarktrisiko beispielsweise kann nur gesenkt werden, wenn man Omega-3-Fettsäuren anstatt und nicht zu oder nach der Schweinshaxe zu sich nimmt.

Richtige Dosis wichtig

Auch die Angaben zur Dosierung schwanken. Und das unabhängig davon, welchen Anteil an Omega-3-Fettsäuren die einzelnen Präparate überhaupt haben. 1988 wurden 23 der in Deutschland erhältlichen Fischölpräparate auf ihre Fettsäurenzusammensetzung und den Wirkungsgrad (Luley, Uniklinik Freiburg) untersucht. Der Anteil an Omega-3-Fettsäuren schwankte zwischen 59% und 13%. Die meisten Präparate enthielten um die 30% Anteile von Omega-3-Fettsäuren. Wie kann man da Angaben zu einer idealen Dosierung machen?

Überdosierung schädlich

Zwar weisen dic Omega-3-Fettsäuren im allgemeinen keine Nebenwirkungen auf, dennoch haben sie eine breite Arzneimittelwirkung. Das bedeutet einerseits, daß sie in richtiger Dosierung bei sehr vielen Problemen helfen können, aber keinesfalls überdosiert werden dürfen. Sicherlich können bei Überdosierung schädliche Folgen im Bereich der Blutgerinnung auftreten. Denn schon bei den Untersuchungen an den Eskimos hatte man infolge ihrer Fisch- und damit Omega-3-fettsäurehaltigen Nahrung festgestellt, daß sie bei Verletzungen relativ lange nachbluteten. Nicht oder nur ungenügend bekannt sind bisher auch die Wirkungen von Omega-3-Fettsäuren, wenn sie mit anderen Präparaten eingenommen werden, man denke beispielsweise an Medikamente gegen Niereninsuffizienz oder Anämie (Blutarmut).

Unklare Zusammensetzung

Weiter stellte das Freiburger Universitätsinstitut in den untersuchten Fischölkapseln alle möglichen anderen Sorten von Öl neben den Omega-3-Fettsäuren fest: Linolsäure (bis zu 54%), Knoblauchöl, Zwiebelöl und Nachtkerzenöl. In einigen Präparaten gab es über zehn verschiedene Ölmischungen, wobei die Omega-3-Fettsäuren den geringsten Anteil ausmachten. Unbekannt war auch bei den meisten, von welcher Fischsorte das Fischöl stammte. Die hochwertigen Omega-3-Fettsäuren stammen nämlich von den sogenannten Fettfischen, zu denen Makrelen, Dorsch, Kabeljau und Lachs zählen.

Schädliche Stoffe

Biologisch und chemisch hochaktive Substanzen wie die Omega-3-Fettsäuren sind entsprechend empfindlich. Sie altern relativ rasch und reagieren sehr sensibel auf Luftsauerstoff: Kommt Luft an sie heran, kippen sie um und werden »ranzig«. Es bilden sich sogenannte Lipidperoxide. Lipidperoxide sind toxische, das heißt giftige Substanzen. Sie können Enzyme zerstören, Zellwände und Chromosomen verändern, eine vorzeitige Alterung bedingen und möglicherweise Krebs auslösen. Außerdem führt eine mehrfache Oxidation (ranzig) nachgewiesenermaßen zu einem beschleunigten Entstehen einer Arteriosklerose. Es wird also genau das gefördert, was verhindert werden soll – die Entstehung einer Arteriosklerose.

Giftige Peroxide

In der vorgenannten Studie wurden die 23 gängigsten Fischöle und Lebertrane auch auf ihren Gehalt an Peroxiden, jenen giftigen Substanzen, die für uns gesundheitsgefährdend sind, untersucht. Es stellte sich heraus, daß bei einigen Präparaten der Anteil an schädlichen Peroxiden bedenklich erhöht war. In der Bundesrepublik Deutschland betrachtet man eine Peroxidzahl von über 5 als »Warngrenze«. Nichtraffinierte Speiseöle und -fette dürfen keine höhere Peroxidzahl als 10 aufweisen. Eines der auf dem Markt käuflichen Fischöle wies eine Peroxidzahl von 44,7 auf!

Negativer Effekt

Bei Tierversuchen stellte man schon vor Jahren fest, daß sich diese Stoffe nachteilig auf die Fortpflanzung auswirken. Man erkannte außerdem, daß eine Gabe von Fischöl mit einer erhöhten Zahl von Peroxiden die Ablagerungen in den Arterien von Tieren mit einer Arteriosklerose vergrößerte und ihre Neubildung beschleunigte. Man kann daraus schließen, daß sich die Vorgänge beim Menschen wiederholen: Vorhandene Ablagerungen vergrößern sich rasch. Aus den im Blut vorkommenden Makrophagen (Freßzellen) entstehen Schaumzellen. Schaumzellen aber lagern sich bevorzugt unter der Innenauskleidung (Endothel) der Arterien ein und stellen vermutlich den Ausgangspunkt bei der Entstehung von Arteriosklerose dar. Mit der Einnahme von hochungesättigten Omega-3- Fettsäuren, die »ranzig« sind, erzielt man unter Umständen genau das Gegenteil des erwünschten Effektes – eine Arteriosklerose.

Wie verhindert man jedoch ein Verderben der hochungesättigten Fettsäuren? Normalerweise wird dem

Vorgang des »Ranzigwerdens« durch Zugabe von bestimmten Stoffen vorgebeugt. Ein solcher bewährter Stoff ist Vitamin E, beziehungsweise Alpha-Tocopherol (natürliches Vitamin E). Der durch das Freiburger Labor nachgewiesene Peroxidationsgrad bei manchen der Fischölkapseln deutete aber auf einen entweder unzureichenden oder zu spät hinzugefügten Oxidationsschutz hin. Mehr als die Hälfte der Hersteller von Fischölkapseln und Lebertranen legten überhaupt nicht dar, ob und welchen Schutzstoff in welcher Dosierung sie verwendet hatten.

Zusatz von Vitamin E

Zusammenfassend kann man sagen: Omega-3-Fettsäuren sind eine wichtige therapeutische Bereicherung in der Behandlung von Fettstoffwechselstörungen. Eine tägliche Zufuhr von mindestens 3 g Omega-3-Fettsäuren führt zu einer nachweisbaren Senkung von Gesamtcholesterin und Triglyceriden. Die erwähnten Therapiemöglichkeiten von Omega-3-Fettsäuren und ihre Einsatzbreite werden zur Zeit noch getestet. Fest steht jedoch, daß Omega-3-Fettsäuren nicht als Lebensmittel oder Diätetikum eingestuft werden sollten, sondern als Medikament. Da durch eine zu hohe Dosierung schädliche Folgen, beispielsweise im Bereich der Blutgerinnung, auftreten können, empfiehlt es sich, Omega-3-Fettsäuren in Form von Fischölkapseln oder Lebertranen nur auf Anordnung und unter Aufsicht des Arztes einzunehmen.

Eigentlich ein Medikament

Wann Omega-3-Fettsäuren empfindliche Reaktionen hervorrufen und in welchem Zusammenhang mit Nebenwirkungen zu rechnen ist, weiß man noch nicht genau. Vorläufig sollten ältere Menschen, Pati-

Nebenwirkungen noch unklar

enten mit Nierenkrankheiten, Thrombozytopathien (Funktionsstörungen der Blutplättchen), Glaukom (Grüner Star), Ulcusträger (Magengeschwür), Schwangere und infektionsgefährdete Patienten auf keinen Fall Fischölkapseln in Selbstmedikation einnehmen. Zur Vorbeugung einer Arteriosklerose und für eine mögliche Rückbildung arteriosklerotischer Gewebsschädigungen reichen wöchentlich zwei bis drei Fischmahlzeiten völlig für die Versorgung mit Omega-3-Fettsäuren aus. Mit Fisch anstatt der Fischölkapseln werden zudem noch andere Bereiche der Nährstoffversorgung, so z.B. der Eiweißbedarf, abgedeckt.

Am besten: Fischmahlzeiten

Den höchsten Gehalt an Omega-3-Fettsäuren haben sogenannte Fettfische wie Kabeljau, Dorsch, Makrelen und Heringe. Sie enthalten aber auch entsprechend viel Fett; die Fischportionen sollten sich also im Rahmen bewegen. Unsinnig wäre es, aus Gründen der Prophylaxe Unmengen von Fisch zu essen. Die beste Methode, Omega-3-Fettsäuren über Fischmahlzeiten aufzunehmen, ist natürlich, frischen Fisch selbst zuzubereiten: blau, gedünstet, gekocht, gegrillt, in Alufolie oder im Römertopf. Wer Fisch lieber gebacken oder gebraten mag, sollte für diesen Vorgang das richtige Fett verwenden, nämlich Pflanzenfette oder -öle mit mehrfach oder einfach ungesättigten Fettsäuren. Auch gegen tiefgefrorenen Fisch ist nichts einzuwenden, da man ja nicht immer frischen Fisch bekommen kann.

Fisch selbst zubereiten

Zum Schluß dieses Kapitels noch ein paar Omega-3-Werte von Fischen:

Jeweils 100 g Fisch enthalten folgende Omega-3-Fettsäuren-Werte:

Makrelen	300 mg
Hering	600 – 1500 mg
Forelle	200 – 500 mg
Lachs	1100 – 2500 mg
Karpfen	800 mg
Barsch/Schleie	140 mg
Aal	200 mg

Kein Fisch in Dosen

Abzuraten ist von in Saucen eingelegten (Dosen-) Fischen. Dort können sich Kalorienbomben und ungeeignete Fette verstecken. Ansonsten sind Fischmahlzeiten auch ein ideales Mittel, um das Gewicht zu reduzieren. Frischer Fisch enthält relativ wenig Kalorien und viele Mineralstoffe und Eiweiß.

Alkohol und Blutfettwerte

Alkohol und Triglyceride

»Das bißchen, das ich esse, kann ich auch trinken«, ist der typische Ausdruck eines »Schluckspechts«. Wir wissen inzwischen, daß durch Alkohol die Triglyceride in die Höhe schießen. Alkohol entsteht aus der Vergärung von Zucker. Er wird von den Schleimhäuten des Mundes und des Magens aufgenommen und mit dem Blutstrom im ganzen Körper verteilt. Die Leber baut den Alkohol wieder ab. Alkohol besitzt eine große Verbrennungsenergie: 1 Gramm Alkohol liefert 7,2 Kilokalorien. Im Vergleich hierzu liefert 1 Gramm Kohlenhydrate oder Eiweiß nur je 4 Kilokalorien. Außerdem wirkt Alkohol in kleinen Mengen appetitanregend, weil er die Magensaftabsonderung steigert. Wir alle kennen den Aperitif, den »Appetitanreger« vor dem Essen. Wer also meint, er würde abnehmen, indem er »flüssige Nahrung« in Form von Alkohol zu sich nimmt, unterliegt einem großen Irrtum. Alkohol wird vom Körper besonders schnell in Fett umgewandelt, und ein Zuviel fördert geradezu den Einbau von Fett in das Körpergewebe. Dazu kommt, daß die Leber große Mengen Alkohol nicht mehr verkraften kann, was wiederum den Abbau von Fett und Cholesterin durch die Leber verzögert. Die Folge davon ist eine »Säuferleber«, medizinisch ausgedrückt eine Fettleber. Außerdem hemmt Alkoholgenuß nachhaltig den Abbau der Triglyceride im Blut, was sich besonders bei einer fetthaltigen Mahlzeit nachteilig auswirkt.

Alkohol wird zu Fett

In der Medizin unterscheidet man zwischen exzessivem und durchschnittlichem Alkoholkonsum. Exzessiver Alkoholkonsum beginnt bei mehr als 30 Gramm Alkohol pro Tag. Da Alkohol den Herzschlag deutlich steigert, steigt gleichzeitig der arterielle Blutdruck und das Risiko für einen Schlaganfall. Außerdem führt Alkohol zu Erkrankungen der Nerven, des Magens, der Leber und der Bauchspeicheldrüse. In Verbindung mit Zigarettenrauchen kann Alkohol auch zu Krebserkrankungen der Mundhöhle, des Kehlkopfes und der Speiseröhre führen. Bei einem eher durchschnittlichen Alkoholkonsum gibt es keine Beweise, daß sich das Risiko eines Herzinfarktes oder einer koronaren Herzkrankheit vermehrt. Es gibt aber ebensowenig Beweise dafür, daß ein Alkoholkonsum zu einer hohen Lebenserwartung führt.

Ab 30 g pro Tag Gefahr

Man weiß schon länger, daß bereits geringe Mengen von Alkohol den Cholesterinspiegel erhöhen. Man weiß aber inzwischen auch, daß durch Alkohol bestimmte Cholesterinwerte ansteigen, die negative Folgen bei den Arterien verursachen. Dazu kommt, daß Frauen nicht nur die Nebenwirkungen des Alkohols – nämlich den Schwips oder Rausch – schneller spüren als Männer, sondern auch den Alkohol weniger rasch abbauen. Frauen können aus diesem Grund auch schneller eine Leberzirrhose (Leberverhärtung) oder andere Folgeerkrankungen des Alkohols entwickeln.

Frauen stärker gefährdet

Keine Sorge, daß Sie nun im Rahmen Ihrer Ernährungsumstellung total auf Alkohol verzichten müßten. Wer allerdings abnehmen muß, sollte einige Zeit keinen Alkohol trinken. Bier, Wein, Schnaps und andere alkoholische Getränke enthalten viele Kalorien. Sie sollten alkoholische Getränke deswegen wie ein Nahrungsmittel bezüglich ihrer Kalorien berechnen, damit Sie nicht das Bemühen um eine Senkung Ihrer Blutfettwerte und Ihres Gewichtes durcheinanderbringen.

Achtung: viele Kalorien

Fassen wir zusammen:

- Bei erhöhtem Triglyceridspiegel sollte man keinen Alkohol trinken.
- Bei Übergewicht am besten für einige Zeit auf Alkohol verzichten; zumindest aber die Kalorien des Alkohols in die Reduktionsdiät miteinbeziehen. Dasselbe gilt für Zucker.

- Bei erhöhtem LDL-Cholesterin sind erlaubt:

Bier	1/3 Liter pro Tag
Dessertwein (mögl. weiß)	60 ml pro Tag
Tafelwein	120 ml pro Tag
Gin, Rum, Wodka, Whisky	40 ml pro Tag

Keine Süßweine!

Andere alkoholische Getränke sollten Sie meiden, ganz besonders Liköre oder Cremes und Süßweine. Besser sind trockene und etwas herbe Weine, deren Zuckergehalt niedriger ist.

Tee, Kaffee, Mineralwasser

Besser ungezuckert!

Tee und Kaffee sind nicht schädlich, solange man sie nicht mit fetthaltiger Sahne und löffelweise Zucker anreichert. 30%ige Sahne enthält pro 100 g immerhin etwa 310 Kilokalorien, ein Stück Würfelzucker (10 g) 40 Kilokalorien. Wer abnehmen will oder muß, sollte auch diese Kalorien in seinen Diätplan miteinbeziehen.

Höchstens 5 Tassen pro Tag

Ansonsten ist weder gegen Kaffee noch gegen Tee etwas einzuwenden. Allerdings empfehlen die Wissenschaftler, nicht mehr als höchstens fünf Tassen pro Tag zu trinken, um Herz und Kreislauf nicht zu sehr zu belasten. Menschen mit Herzkrankheiten oder Bluthochdruck sollten hierüber aber unbedingt mit ihrem Arzt sprechen. Wenn Ihr Arzt Ihnen nichts anderes rät, sind Bohnenkaffee, schwarzer Tee, Kräutertees, Mineralwässer, Gemüse- und Obstsäfte ungezuckert bei einer cholesterinsenkenden Ernährung erlaubt. Bei den Mineralwässern sollten Sie jedoch auf den Natriumgehalt (Kochsalz) achten. Deklarierte und im Handel angebotene Lebensmittel müssen nach den Diätverordnungen des Lebensmittelrechts Angaben über den Natriumgehalt machen. Hier verstecken sich nämlich Salze. Die Mineralwässer haben sehr unterschiedliche Natriumgehalte, die man aber auf dem Etikett ablesen kann: »mg Na« pro 1 kg bzw. 1 Liter. Achten Sie bei den Mineralwässern darauf, daß sie viele Mineralstoffe wie Magnesium (Mg), Kalium (K), oder Kalzium (Ca) enthalten – aber möglichst wenig Natrium (Na).

Auf Salzgehalt achten!

Das sollten Sie außerdem wissen

Ein Mineralstoff und ein Vitamin können Einfluß auf die Entwicklung einer Arteriosklerose und der daraus entstehenden Prozesse nehmen: der Mineralstoff Magnesium und das Vitamin E.

Einfluß von Vitamin E und Magnesium

Magnesium kommt hauptsächlich in Gemüse, Obst, Kleie und Nüssen vor. Die Symptome bei Magnesiummangel sind vielfältig: Sie reichen von Nervenstörungen, Übererregbarkeit, Depressionen und Kopfschmerz über Störungen der Verdauungs-, Harn- und Geschlechtsorgane bis zu Störungen der Kreislauforgane, Blutdruck- und Herzrhythmusstörungen sowie Herzbeschwerden. Die Ursachen für einen Magnesiummangel liegen häufig zum einen in einer magnesiumarmen Ernährung (Konserven, Fertiggerichte, Weißmehlprodukte, Süßigkeiten), zum anderen in Alkoholgenuß und Zigarettenrauchen, Darm-, Leber- und Schilddrüsenstörungen,

Symptome bei Magnesiummangel

chronischen Nierenerkrankungen, ungesunden Diäten und Abmagerungskuren, Einnahme von zu vielen Abführmitteln, Durchfall und Erbrechen, künstlicher Ernährung, intensiver Körperbelastung, Streß und gegebenenfalls in der Einnahme verschiedenster Medikamente. Meistens genügt für eine Behebung des Magnesiummangels eine Umstellung der Nahrung auf mehr Obst, Gemüse, Nüsse und Vollkornprodukte.

Das enthält Magnesium

Über das **Vitamin E** haben wir im Zusammenhang mit den Fischölkapseln schon gelesen, daß es gegen Gerinnung und Ranzigwerden von Fetten und Ölen verwendet wird. Vitamin E (Alpha-Tocopherol) kommt vor in Weizenkeimen (daher auch oft die Bezeichnung »Weizenkeimöl«), Blattgemüse, Sojabohnen, Haferflocken, Vollkornbrot, Eigelb und Pflanzenölen. Vitamin E gilt als »Fruchtbarkeitsvitamin«, es verhindert – wie wir wissen – das Zersetzen, Ranzigwerden von ungesättigten Fettsäuren; außerdem schützt und stabilisiert es die Zellen. Bei Vitamin-E-Mangel haben die roten Blutkörperchen eine verkürzte Lebensdauer. Die bei Tieren beobachteten Mangelerscheinungen wie Sterilität, Muskel- und Nervenstörungen sowie Störungen der Schwangerschaft sind beim Menschen nicht nachgewiesen. Von der Kombination von Magnesium und Vitamin E (die in Kapselform auf dem Markt ist) wird behauptet, daß sie vor allem eine Schutzfunktion hinsichtlich der Innenschicht der Arterien ausübt, außerdem soll die Gefahr einer Blutgerinnung gemindert und die Fließeigenschaften des Blutes gefördert werden. Diese Behauptungen sind jedoch nicht wissenschaftlich bewiesen.

Enthält Vitamin E

Knoblauch führt zu einer minimalen Senkung des Gesamtcholesterins, jedoch nur, wenn er in großen Mengen und frisch gegessen wird. Die Wirkung von Knoblauchkapseln ist bisher nicht durch wissenschaftlich einwandfreie Studien belegt.

Am besten frisch!

Soja-Eiweiß kann geringfügig die LDL-Werte senken. Angeblich haben ostasiatische Völker deswegen weniger Cholesterinprobleme.

Ginseng, der Extrakt aus der Ginsengwurzel, wird als Allheilmittel gepriesen. Es soll besonders das Herz-Kreislauf-System anregen und Alterserscheinungen vorbeugen. Die Wirkung von Ginseng-Präparaten ist bisher weder eindeutig belegt noch widerlegt worden. Mit Sicherheit ist es kein Wundermittel, besonders, da wir hier weder die Zubereitung der Kapseln genau überprüfen können noch etwaige Alterungen oder Schäden durch den Transport aus Korea, China, Japan oder Südamerika. Im übrigen sagt man unserem heimischen Rosmarin in etwa dieselbe Wirkung wie der exotischen Ginsengwurzel nach.

Kein Wundermittel

Wie den Sauerstoff zum Atmen braucht der Mensch das **Wasser** zum Leben. Der tägliche Wasserbedarf eines erwachsenen Menschen beträgt etwa 2,5 Liter. Wasser dient beispielsweise als Lösungs- und Transportmittel der Nährstoffe im Blut. Das aufgenommene Wasser wird durch Nieren, Darm, Haut und Lungen wieder ausgeschieden. Besonders ältere Menschen und Leute, die Diät halten, sollten auf genügende Flüssigkeitszufuhr achten: 1 bis 1,3 Liter als Trinkflüssigkeit, etwa 1 Liter Wasser als Teil der

Wasserbedarf des Menschen

festen Nahrung (Obst, Gemüse etc.) und ca. 0,3 Liter Wasser, welches im Stoffwechsel bei der »Verbrennung« der Nährstoffe gebildet wird. Zwei Drittel unseres Körpergewichts bestehen aus Wasser und je nach Beschäftigung verliert jeder täglich eine mehr oder weniger große Menge Wasser, die natürlich wieder ersetzt werden muß.

Zwei Drittel Wasser

Dies geschieht nicht nur durch Getränke, sondern auch durch das Essen. Früchte, Gemüse und Salate enthalten den größten Flüssigkeitsvorrat, bis zu 80% bestehen sie aus Wasser. Dagegen enthalten eiweißhaltige Nahrungsmittel die geringste Flüssigkeitsmenge. Essen Sie also mehr Obst und Gemüse, so fördern Sie automatisch auch die Verdauung. Wasser mobilisiert nämlich die Darmtätigkeit, ebenso die Ballaststoffe. Wer viel sitzen muß und sich überhaupt wenig bewegt, dem hilft gegen Verstopfung besser als alle mit Nebenwirkungen einhergehenden Abführmittel das älteste Hausrezept: Morgens vor dem Frühstück ein Glas nicht zu kaltes Wasser trinken.

Enthält viel Flüssigkeit

Altes Hausrezept

Wann müssen zu hohe Blutfettwerte mit Medikamenten behandelt werden?

Die kritische Grenze

Zwischen Cholesterinwerten von 200 mg/dl und 260 mg/dl verdoppelt sich bereits das Risiko, einem tödlichen Herzinfarkt zu erliegen. Je länger der Blutfettspiegel erhöht ist, desto größer ist auch das Risiko, daß sich eine Arteriosklerose mit daraus resultierenden Herz-Kreislauf-Erkrankungen entwickelt. Wie wir wissen, läuft der Prozeß der Arteriosklerose in den Gefäßen über Jahre hinweg ab, ohne daß der Betroffene davon etwas bemerkt, bis es plötzlich zur Katastrophe kommt, nämlich

- zur Angina pectoris,
- zum akuten Herztod,
- zum Herzinfarkt.

Der »stumme« Verlauf

Der medizinische Fachausdruck für diesen jahrelangen Entwicklungsprozeß lautet »klinisch stummer Verlauf«: Der Betroffene fühlt und spürt nichts davon, hat keine Schmerzen, er fühlt sich im großen und ganzen wohl. Hauptursache für den Prozeß einer Arteriosklerose und den Folgeerkrankungen sind erhöhte Cholesterinwerte im Blut. Werden sie gesenkt – das haben sämtliche Studien erwiesen – senkt sich auch das Risiko der Erkrankung.

Selbst Verantwortung tragen

Verantwortung für die Höhe unserer Blutfette tragen wir in erster Linie selbst. An uns liegt es, ob wir unsere Ernährung umstellen, unser Gewicht normalisieren, die Risikofaktoren einschränken – alles in allem, ob wir für unsere Gesundheit aktiv werden wollen. Erhöhtes Cholesterin sollte zunächst durch diätetische Maßnahmen – durch eine Umstellung unserer Ernährung – gesenkt werden. Wie man das macht, haben wir in den letzten Kapiteln erfahren. Ebenso wissen wir nun über weitere Risikofaktoren – Rauchen, Bluthochdruck, Übergewicht, Diabetes usw. – Bescheid.

Wann Medikamente?

Einige Menschen mit erhöhten Cholesterin- oder Triglyceridwerten sprechen auf Diätmaßnahmen nur ungenügend oder zu langsam an. Neben einer Korrektur der möglichen Risikofaktoren (Rauchen, Übergewicht usw.) müssen sie zusätzlich mit Medikamenten behandelt werden. Man bezeichnet dies als »Primär-Prävention«. Dazu hat die Europäische Atherosklerose-Gesellschaft aufgrund der weltweit durchgeführten Studien ein Behandlungskonzept erstellt. Eingeteilt werden die Patienten mit Fettstoffwechselstörungen in fünf Behandlungsgruppen:

Leichte Erhöhung

Gruppe A besteht aus Patienten mit leichter Hypercholesterinämie: Gesamtcholesterin 200–250 mg/dl, Triglyceride unter 200 mg/dl. Bei diesen Menschen reichen diätetische Behandlungsmaßnahmen aus, eine medikamentöse Therapie ist nur in Ausnahmefällen notwendig.

Stärker erhöht

In der **Gruppe B** liegt der Serum-Cholesterinspiegel bei 250–300 mg/dl. Spricht der Patient auf eine strenge Diät (fettarme Kost, tägliche Cholesterinzufuhr möglichst weniger als 200 mg) nur unzureichend an, sollte eine medikamentöse Behandlung in Erwägung gezogen werden.

Zur **Gruppe C** zählen Patienten mit Hypertriglyceridämie (Serum-Cholesterin unter 200 mg/dl, Plasma-Triglyceride 200–500 mg/dl). Viele dieser Patienten

Zu hohe Triglyceridwerte

haben außerdem niedrige HDL-Cholesterinspiegel. Ihre Behandlung beinhaltet in erster Linie die Bekämpfung der zugrundeliegenden Ursachen, nämlich Übergewicht und übermäßiger Alkoholkonsum. Ihnen wird eine spezielle Diät verordnet, auf eine medikamentöse Therapie wird meistens verzichtet. Ausgenommen davon sind Patienten mit anhaltend hohen Triglyceridspiegeln, deren Ursache eine ererbte Fettstoffwechselstörung ist oder andere Hochrisikofaktoren (Diabetes).

Cholesterin und Triglyceride zu hoch

Gruppe D setzt sich zusammen aus Patienten mit sowohl erhöhten Cholesterin- als auch Triglyceridspiegeln, und zwar, wenn das Serum-Cholesterin zwischen 200 – 300 mg/dl und die Triglyceride zwischen 200 – 500 mg/dl liegen. Bei solchen Patienten kann eine ererbte Fettstoffwechselstörung vorliegen. Die Diagnose hängt von der Familiengeschichte (haben die Eltern oder Geschwister Infarkte?) ab. Denn auch wenn die Erhöhung der Blutfettwerte häufig nur gering ist, so ist diese Erkrankung dennoch mit einem erhöhten Risiko für das Herz verbunden. Die Behandlung erfolgt durch Bekämpfung der vorliegenden Ursachen, gegebenenfalls durch Gewichtsabnahme sowie durch eine Diät, die die Blutfette senkt. Bei gewissen Patienten ist zusätzlich zu den Diätmaßnahmen auch eine Behandlung mit Medikamenten erforderlich.

Schwere Hyperlipidämie

Zur **Gruppe E** gehören Patienten mit schwerer Hyperlipidämie, mit einem Cholesterin über 300 mg/dl und/oder erhöhten Triglyceridwerten von über 500 mg/dl. Bei Patienten mit Cholesterinspiegeln von über 300 mg/dl und normalen Triglyceridwerten (unter 200 mg/dl) liegt in der Regel eine familiäre ererbte Fettstoffwechselstörung und damit ein besonders hohes Risiko für das Herz vor. Die Behandlung besteht im allgemeinen aus einer Diät und der Einnahme von ein oder zwei Arzneimitteln, zum Beispiel ein gallensäurebindendes Mittel zusammen mit einem Fibrat oder auch Nikotinsäure (auf die verschiedenen Medikamentengruppen kommen wir anschließend zu sprechen).

Hohes Risiko für Herz

Bei deutlich erhöhten Cholesterin- und Triglyceridwerten (Typ C) besteht Gefahr für die Herzkranzgefäße und die übrigen Arterien (Arteriosklerose). Hier ist neben Diätmaßnahmen auch eine Behandlung mit Medikamenten notwendig. Wie man sieht, sind die Mittel der ersten Wahl stets eine Umstellung der Ernährung und eine Ausschaltung der Risikofaktoren.

Zuerst Ernährung umstellen

Eine verminderte Fettzufuhr und eine Cholesterinaufnahme von weniger als 300 mg pro Tag (ein einziges Eigelb enthält 300 mg Cholesterin!) sowie eine Umstellung auf mehrfach ungesättigte Fettsäuren als Diätmaßnahme gelten selbstverständlich auch für alle Patienten, die bereits einen Infarkt oder eine Bypass-Operation hinter sich haben (»Sekundär-Prävention«), oder für Patienten mit einer koronaren Herzkrankheit. Bei ihnen wird zusätzlich mit Medikamenten versucht, den LDL-Spiegel auf unter 100 mg/dl zu senken.

Professor David Blankenhorn, Los Angeles, hat in der CLAS und kürzlich mit der MARS-Studie noch einmal koronarangiographisch nachgewiesen, was in den vergangenen Jahren auch schon andere Studien ergeben haben: Ein Schrumpfen der Plaques, also eine Rückbildung der Arteriosklerose, ist möglich! Voraussetzung: Der LDL-Spiegel muß strikt gesenkt werden, und zwar unter 100 mg/dl oder noch tiefer, wenn es geht.

Rückbildung möglich

Eine Ernährungsumstellung hat den Vorteil, daß sie keine Nebenwirkungen aufweist. Bei einer medikamentösen Therapie von zu hohen Blutfettwerten und Fettstoffwechselstörungen dagegen muß man bedenken, daß jedes wirksame Medikament Nebenwirkungen haben kann. Das heißt, daß der Patient vom Arzt auch erfahren sollte, wie das Nutzen-Risiko-Verhältnis aussieht. Eine medikamentöse Behandlung befreit außerdem nicht von der Diät. Nur eine Ernährungsumstellung kombiniert mit blutfettsenkenden Medikamenten erzielt den gewünschten Effekt. Es soll Ihnen hier ein Überblick über die wichtigsten Medikamentengruppen gegeben werden. Gleichzeitig wird jedoch darauf hingewiesen, daß letztendlich nur der Arzt, der Sie kennt, entscheiden kann, welches Präparat für Sie geeignet ist.

Keine Nebenwirkungen

Kombination oft günstig

Die Lipidsenker

Welche Anforderungen werden an Medikamente, die die Blutfette senken, also an Lipidsenker – so der gängige Fachausdruck – gestellt? Zunächst soll der Lipidsenker das erhöhte LDL-Cholesterin senken, ebenso erhöhte Triglyceridwerte. Außerdem sollte er die HDL-Werte erhöhen. Neben einer schnellen und guten Wirksamkeit soll das Medikament auch möglichst wenig Nebenwirkungen haben. Für die medi-

Was bewirken Lipidsenker?

kamentöse Behandlung von zu hohen Blutfettwerten steht eine relativ breite Palette von Arzneimitteln zur Verfügung.

Fibrate

Direkter Eingriff in den Stoffwechsel

An erster Stelle, da am vielseitigsten verwendbar, stehen die sogenannten Fibrate. Sie greifen an verschiedenen Stellen des Fettstoffwechsels ein, hemmen die Freisetzung von Fettgewebe und verhindern eine VLDL-Produktion in der Leber. Durchschnittlich senken sie die Triglyceride um 40%, das LDL-Cholesterin um rund 10 bis 15% und erhöhen das HDL-Cholesterin. Bei einer größeren Untersuchung wurde mit einem Fibrat eine Abnahme von koronaren Herzerkrankungen um 34% erzielt. Allerdings sind Unterschiede in der Wirkstärke der einzelnen Präparate vorhanden. Die Verträglichkeit der Fibrate ist im allgemeinen gut, gelegentlich treten Magen- und Dünndarmbeschwerden auf.

Ionen-Austauscher

Anionen-Austauscherharze oder Ionen-Austauscherharze sind feste und unlösliche Substanzen, welche die in der Galle enthaltenen Gallensäuren im Dünndarm binden und eine Rückresorption, die normalerweise 5- bis 10mal täglich erfolgt, behindern. Dadurch werden diese Gallensäuren dem Organismus entzogen. Infolgedessen muß die Leber mehr Gallensäuren aus Cholesterin herstellen. Dazu holt sie sich LDL-Cholesterin aus dem Blut, wodurch wiederum dessen LDL-Cholesterinspiegel gesenkt wird. Geringfügig erhöhen die Ionenaustauscher so auch das HDL.

Indirekte Wirkung

Die häufigsten Nebenwirkungen sind Beschwerden wie z.B. Blähungen, Völlegefühl oder Obstipation (Darmträgheit, Verstopfung). Bei manchen Patienten gehen diese Beschwerden nach einiger Zeit zurück, andere empfinden sie während der gesamten Therapie als unangenehme Begleiterscheinung. Bei diesen Medikamenten müssen gleichzeitige Gaben von anderen Arzneimitteln (Herz-Kreislauf-Präparaten usw.) wegen Wechselwirkungen, d.h. Bindungs- und Resorptionsverhinderung, berücksichtigt werden.

Wechselwirkungen berücksichtigen

Sie können das Gesamtcholesterin um 20 bis 25% senken. Die Senkung der Zahl tödlicher und nicht tödlicher Herzinfarkte um insgesamt 39% wurde in einer Studie bewiesen (siehe Kapitel »Die Blutfettwerte«). Ionen-Austauscherharze eignen sich vorzüglich zur Kombination mit anderen Medikamenten wie den Fibraten. Dadurch werden wesentlich stärkere Cholesterinsenkungen erzielt. Um aber eine optimale Wirkung zu zeigen, müssen sie in sehr hoher Dosierung eingenommen werden. 15–30 g pro Tag sind notwendig, und da diese Medikamente als Pulver oder Granulat vorliegen, bereitet es manchen Patienten Schwierigkeiten, sie über einen längeren Zeitraum einzunehmen.

Sichere Cholesterinsenkung

Nikotinsäure-Präparate

Nikotinsäure-Medikamente hemmen die Freisetzung von Fett im Gewebe und vermindern so das Angebot von Fett an die Leber. Dadurch wird von der Leber selbst weniger VLDL produziert. Nikotinsäure wirkt auf LDL- und VLDL-Cholesterin (Triglyceride) senkend und erhöht gleichzeitig deutlich das »gute« HDL-Cholesterin. Ein Nachteil ist – wie bei den

Das Flush-Syndrom

Anionen-Austauscherharzen – die hohe Dosierung, wenn eine effektvolle Wirkung erzielt werden soll. Deswegen leiden fast alle Patienten, zumindest während der ersten Einnahmewoche, unter dem Flush-Syndrom (anfallsweise heftige Hautrötungen im Gesicht und am Oberkörper, verbunden mit Hitzegefühl), aber auch an Magen-Darm-Störungen. Außerdem können die Harnsäure und der Blutzucker ansteigen. Die Nikotinsäure kann das Gesamtcholesterin um etwa 20% senken und hat keine schwerwiegenden Nebenwirkungen, wäre also ein guter Lipidsenker. Wegen der hohen Dosierung ist jedoch die Zuverlässigkeit der Einnahme durch den Patienten nicht besonders gut. Deswegen ging man inzwischen dazu über, nikotinsäureähnliche Präparate mit CSE-Hemmern (Cholesterin-Synthese-Enzym) kombiniert zur Behandlung von schweren Fettstoffwechselstörungen einzusetzen.

CSE-Hemmer

Neue wirkungsvolle Stoffe

Die Entwicklung der CSE-Hemmer hat für die Behandlung der erblichen Fettstoffwechselstörungen neue Horizonte eröffnet. Ihr Wirkprinzip besteht in der direkten Hemmung der Cholesterinbildung in der Leber. Sie senken das Gesamtcholesterin um über 30%, das LDL-Cholesterin bis zu 40%.

In Kombination mit einem Ionen-Austauscherharz konnten doppelt so starke Wirkungen beobachtet werden. Diese äußerst wirkungsvollen Medikamente werden zur Zeit nur bei Patienten mit schweren erblichen Fettstoffwechselstörungen (familiäre Hypercholesterinämie) eingesetzt.

Als Nebenwirkungen verursachen sie vor allem Muskelschmerzen. Eine genaue Überwachung des Patienten durch den Arzt ist erforderlich, um durch eventuelles vorzeitiges Absetzen die Nebenwirkungen zu reduzieren. Kombinationen aus beispielsweise Ionen-Austauschern und CSE-Hemmern haben den Vorteil, daß man bei letzteren die Dosierung und somit die Nebenwirkungen reduzieren kann. Insgesamt sind sie dann für den Patienten verträglicher.

Kombination günstiger

Omega-3-Fettsäuren

Von ihnen haben Sie schon viel gelesen, was hier nicht mehr wiederholt werden muß. Sie senken vor allem die Triglyceride und das Thromboserisiko, müssen dazu jedoch sehr hoch dosiert eingenommen werden. Es sei hier nochmals betont, daß Fischölpräparate nur auf ärztliches Anraten und unter ärztlicher Aufsicht, nicht aber in Selbstmedikation genommen werden sollten.

Beta-Sitosterol

Pflanze aus Südafrika

Dem Extrakt aus der vor allem in Südafrika vorkommenden, hyazinthenähnlichen Pflanze Hypoxis rooperi werden mehrere positive Eigenschaften zugeschrieben: Zunächst setzte man sie gegen gutartige Prostatavergrößerungen (benigne Prostatahyperplasie) ein sowie als eine Art »pflanzliches Cortison« in der Rheumatherapie. Seit einiger Zeit verwendet man den Extrakt auch zur Behandlung der Hyperlipidämie: Beta-Sitosterol senkt das LDL um etwa 10% und hat keinerlei Nebenwirkungen. Daher kann es ideal mit sämtlichen Präparaten kombiniert werden.

Andere Medikamente

Ebenfalls günstig beeinflußt werden die Blutfettwerte durch einen Stoff namens **Probucol**, der außerdem eine ähnliche Wirkung besitzt wie Vitamin E. Er senkt das LDL, jedoch auch das HDL. Die Wirkweise dieses Medikaments ist noch weitgehend ungeklärt, man weiß aber, daß es LDL vor Oxidation schützt und damit Ablagerung von LDL in der Gefäßwand vermindert. Es wirkt somit weniger als Stoff, der die Blutfettwerte senkt, sondern eher als direkter Schutzfaktor der Arterienwand vor der Arteriosklerose. Der Arzt kann es daher auch in Kombination mit anderen Medikamenten geben, um den Prozeß der Arteriosklerose direkt zu beeinflussen. Nebenwirkungen treten selten auf. Wegen der langen Speicherung des Medikamentes im Körper – bis zu einem halben Jahr – sollten es keinesfalls Frauen nehmen, die schwanger werden wollen.

Schutz vor Oxidation

Ernährungsumstellung

Erste Behandlungsform

Zu Anfang jeder Behandlung von Fettstoffwechselstörungen steht immer eine intensive Beratung mit dem Ziel, durch Änderung der Eß- und Lebensgewohnheiten die Blutfettwerte zu beeinflussen. Erst wenn diese Maßnahmen trotz strikter Einhaltung zu keiner Senkung des Cholesterinspiegels führen, müssen zusätzlich Medikamente gegeben werden.

Ab wann Medikamente?

Wie lange soll man zur Behandlung nur Diät halten, ab wann werden Medikamente zur Senkung der Blutfettwerte eingesetzt? Diese Frage beschäftigt sicherlich viele, denn natürlich ist es bequemer, ein Medikament zu schlucken und tatenlos den Erfolg abzuwarten. Was aber nicht Sinn der Sache ist.

Wenn wir zu hohe Cholesterin- oder Triglyceridwerte im Blut haben, dann ernähren wir uns falsch, dann bekommen wir im Laufe der Zeit mit Sicherheit eine Arteriosklerose. Folglich müssen wir auf jeden Fall im Sinne einer gesunden Zukunft unsere Eßgewohnheiten ändern, egal, ob wir zusätzlich Medikamente nehmen oder nicht. Ab welchem Zeitpunkt werden nun Medikamente eingesetzt? Wenn eine Diät auf einer Reduzierung der Kalorienzufuhr beruht, dann muß man sie so lange durchführen, bis der Patient eine Gewichtsabnahme zeigt und bis das Normalgewicht erreicht ist. Erst dann, wenn er auf seinem Normalgewicht stehen bleibt und die Fettwerte immer noch erhöht sind, sollte man mit einer Behandlung mit Medikamenten beginnen.

Wirkung nach vier Monaten

Wenn jedoch eine Spezialdiät ausschließlich zur Senkung der Blutfettwerte gemacht wird, dauert es etwa vier Monate, bis man Reaktionen messen kann. Man kann dann weitere vier Wochen bei der diätetischen Therapie bleiben. Erst wenn die Lipidwerte danach immer noch entschieden zu hoch liegen, beginnt man zusätzlich mit einer medikamentösen Therapie.

Es lohnt sich immer

Eine Umstellung unserer Ernährung sollten wir alle lernen, Ältere wie Jüngere. Wie wir wissen, kann man in vielen Fällen eine Arteriosklerose durch eine Umstellung der Ernährung rückgängig machen. Dies gilt auch für ältere Menschen. Wenn jemand über 50 meint, er hätte bis dahin gut gelebt, so heißt das nicht, daß sich im Laufe der Jahre keine Arteriosklerose bildete. Seien wir doch mal ehrlich zu uns selbst. Wer hat im Laufe seines Lebens sich immer vernünftig ernährt, nie Übergewicht gehabt, nie geraucht, stets auf den Cholesteringehalt und auf eine ideale Mischung der Fette geachtet, wer hatte keinen Bluthochdruck, keinen Streß, keine anderen Risikofaktoren? Kurz und gut – es gibt keine Altersbegrenzung für eine Umstellung der Ernährung. Je früher, desto besser!

Je früher, desto besser

Weitere Möglichkeiten

Nicht unerwähnt bleiben soll ein Medikament, das von vielen jedoch nicht für diesen Zweck verwendet wird: das **Östrogen**.

Hormonschutz

Wir haben schon darüber gesprochen, daß Männer ein größeres Risiko für Arteriosklerose tragen. Eine Frau hat vor den Wechseljahren ein sehr geringes Risiko für einen Herzinfarkt, außer sie raucht und nimmt Antibabypillen. Es passiert äußerst selten, daß eine Frau vor den Wechseljahren einen Infarkt erleidet. Wenn dies der Fall ist, so sind die Ursachen dafür Anomalien bei der Blutgerinnung, die eher durch Östrogene verstärkt werden, jedoch keine verstärkte Bildung von Ablagerungen in den Arterien. Dazu kommt, daß die modernen Pillen, diejenigen mit einem niedrig dosierten Östrogengehalt, keinen Einfluß auf das Infarktrisiko zu haben scheinen. Mit dem Eintritt in die Wechseljahre stellt der weibliche Körper allmählich die Produktion der Hormone Östrogen und Gestagen ein. Östrogene haben die Eigenschaft, die Werte des HDL-Cholesterins ansteigen zu lassen. Dies ist einer der Gründe dafür, daß Frauen höhere HDL-Werte haben als Männer. Die Frau mit einer Lebenserwartung von durchschnittlich über 76 Jahren kommt heute mit etwa 52 Jahren

Östrogen erhöht HDL

in die Wechseljahre. Das bedeutet, daß ihrem Körper für rund 25 Jahre das Geschlechtshormon Östrogen fehlt. Bisher verschrieb man den Frauen nach den Wechseljahren oder den Frauen, deren Eierstöcke entfernt wurden, Östrogene, um sie vor Osteoporose zu schützen. Osteoporose ist ein allmählicher Knochenschwund, der sich vor allem im Bereich der Wirbelsäule und Beckenknochen bemerkbar macht infolge eines Mangels von weiblichen Geschlechtshormonen (Östrogen, Gestagen). Inzwischen weiß man um den Einfluß der Hormone auf den Fettstoffwechsel. Frauen, die die Wechseljahre hinter sich haben und deren LDL-Spiegel infolge eines Östrogenmangels stark erhöht ist, die man also als Hochrisikopatientinnen für einen Herzinfarkt ansehen kann, sollten zunächst eine kalziumreiche Spezialdiät verordnet bekommen und gegebenenfalls mit einer Hormonkombination von natürlichem Östrogen (Östradiol) sowie dem Gelbkörperhormon Gestagen behandelt werden. Dabei wird der behandelnde Arzt allerdings berücksichtigen, daß eine Östrogenbehandlung auch das Thromboserisiko (Gerinnselbildung in Arterien oder Venen) fördern kann.

Schutz vor Osteoporose

Spezialdiät und Hormone

Noch nicht genau bekannt ist die mögliche Vorsorgewirkung einer Arzneimittelgruppe mit dem Namen **Kalzium-Antagonisten**. Kalzium-Antagonisten werden normalerweise zur Senkung des Blutdrucks eingesetzt. Sie haben eine gefäßschützende Wirkung, weil sie den erhöhten Blutdruck normalisieren, eine Verklumpung der Blutplättchen hemmen und so auch die am Arterioskleroseprozeß beteiligten Zellen stabilisieren. Inwieweit Kalzium-Antagonisten dazu beitragen können, Ablagerungen an den

Mittel gegen Hochdruck

Arterienwänden wieder aufzulösen, läßt sich zur Zeit noch nicht exakt feststellen. Sicher ist, daß in diesem Fall Kalzium-Antagonisten in hohen Dosen und über lange Zeit verabreicht werden müßten. Kommen wir zurück zu Behandlungsmethoden bei einer erblichen Fettstoffwechselstörung. Um ein Fortschreiten der Erkrankung bei diesen Menschen zu verhindern, wurden mehrere Methoden entwickelt, die einander ähneln und die man mit der Dialyse von Nierenkranken vergleichen könnte. Grundsätzlich haben diese Verfahren – die generell als **»LDL-Apherese«** bezeichnet werden – zum Ziel, LDL aus dem Blut herauszufiltern.

Ähnlich wie Dialyse

Eine dieser Methoden ist ein Verfahren namens **HELP.** Diese Abkürzung heißt eigentlich »Heparin-vermittelte extrakorporale LDL-Präzipitation« (Blutwäsche außerhalb des Körpers mit Hilfe des Blutgerinnungsstoffes Heparin) und wird ebenso wie die »LDL-Immun-Apherese« ausschließlich bei allerschwersten Fällen von erblicher Fettstoffwechselstörung (familiäre Hypercholesterinämie) eingesetzt. In beiden Fällen unterziehen sich die Patienten einer »Blutwäsche«. Dem Patienten wird in einem ständigen Kreislauf Blut aus der Armvene entnommen und in einem speziellen Apparat in Zellen und Plasma getrennt. Das Plasma wird dann über eine Art Filter geleitet, in dem die »schlechten« LDL durch eine Bindungsreaktion zurückgehalten werden. Das so gereinigte Plasma wird dann wieder mit den Blutzellen vereinigt und dem Patienten über den anderen Arm zugeführt. Mit Hilfe der HELP-Behandlung allein konnte das LDL-Cholesterin um durchschnittlich 50 bis 60% gesenkt werden, mit einem speziel-

Art von Blutwäsche

Nur bei schwersten Fällen

len Medikament allein um etwa 40 %. Die Kombination beider Verfahren erreichte sogar bei den schwersten Formen von Fettstoffwechselstörungen eine Verminderung des LDL-Cholesterins um 70 bis 80 %.

Bei der LDL-Immun-Apherese konnten pro Behandlung bis zu 18 g LDL-Cholesterin entfernt werden. Die LDL-Apherese muß in regelmäßigen Intervallen, meist einmal pro Woche, mindestens alle 10 Tage, durchgeführt werden und dauert etwa 3 – 4 Stunden.

Ambulante Durchführung

Die Blutwäsche nach dem HELP-Verfahren wird ebenfalls ambulant in speziell eingerichteten Kliniken durchgeführt und dauert etwa 1 1/2 Stunden. Je nach Schwere der familiären Fettstoffwechselstörung müssen derartige Behandlungen eventuell ein Leben lang wiederholt werden. Beide Verfahren sind aufwendig, zeitraubend und teuer, retten jedoch ein Kind, einen jungen Menschen, aber auch ältere Patienten vor einem drohenden Infarkt. Mit diesen Methoden erzielte man einen Rückgang der Arteriosklerose, was sich auch dadurch zeigt, daß äußerlich sichtbare Cholesterinablagerungen (Xanthelasmen und Xanthome) am Körper der Patienten allmählich kleiner werden und zum Teil sogar verschwinden.

Effektive Verfahren

Seit einigen Jahren arbeiten verschiedene Kliniken mit einem speziellen Lasergerät, um verstopfte Arterien freizubekommen. Saphirspitzen oder Metallkäppchen werden mittels Laserenergie aufgeheizt und mit einem Katheter durch das verengte Blutgefäß geschoben. Dort verdampfen Ablagerungen an verkalkten Arterienwänden auf den Hundertstel-

Spezial-Laser

millimeter genau. Mit einem neuen Gerät, dem **Excimer-Laser**, schneidet man Ablagerungen von den Arterienwänden. Der Eingriff wird mit örtlicher Betäubung durchgeführt. Dieses Verfahren ist noch im Anfangsstadium.

Aufdehnung von Gefäßen

Routinemäßig eingesetzt wird dagegen die sogenannte **Ballondilatation** oder **Angioplastie**. Man unterscheidet dabei prinzipiell zwischen der geschlossenen perkutanen (perkutane transluminale Angioplastie = PTA) und der offenen intraoperativen Aufdehnung von Gefäßen mit Hilfe eines Ballonkatheters. In den letzten Jahren ging man zur Koronarangioplastie (perkutanen transluminalen koronaren Angioplastie = PTCA) über und dehnt damit Stenosen der Herzkranzgefäße: Mit einem Ballon fährt man in die verstopfte Ader und weitet sie, damit das Blut wieder durchströmen kann.

Wie mißt man Cholesterinwerte?

Drei Werte messen lassen

Die Laborbestimmungen der Blutfettwerte sind heute sehr zuverlässig und relativ einfach durchzuführen. Nach den Empfehlungen der Europäischen Atherosklerose-Gesellschaft sollten drei Laborwerte gemessen werden: Gesamtcholesterin, Triglyceride und HDL-Cholesterin. Der vierte Wert, das LDL-Cholesterin, läßt sich aus diesen drei Werten mit Hilfe einer Formel errechnen. Voraussetzung ist, daß die Triglyceridkonzentration nicht höher als 500 mg/dl liegt. Sollte dies der Fall sein, muß das LDL-Cholesterin im Labor direkt bestimmt werden.

Ihr Arzt wird Ihnen sagen, daß Sie zur Blutentnahme nüchtern – am besten frühmorgens – kommen müssen. Zum Test benötigt er nur wenig Venenblut oder nur ein paar Tropfen Blut aus dem Finger. Das Blut wird mit einer Pipette abgesaugt und auf einen Teststreifen aufgetragen. Den Teststreifen schiebt man in ein Computergerät, das innerhalb weniger Minuten die Ergebnisse berechnet. Der Arzt teilt Ihnen auch mit, wann Sie zu einer erneuten Messung kommen sollten. Im Hinblick auf die Triglyceride ist eines zu beachten: Die Triglyceridwerte sind stark abhängig vom Alkoholgenuß. Haben Sie beispielsweise am Montagmorgen Ihren Blutabnahmetermin, so sollten Sie am vorhergehenden Tag auf Alkohol verzichten.

Ein paar Tropfen Blut reichen

Alkoholeinfluß

Liegt Ihr Gesamtcholesterin bei Werten unter 200 mg/dl und sind die Triglyceridwerte ebenfalls unter 200 mg/dl, so ist es nicht notwendig, HDL- und LDL-Werte extra zu berechnen.

Eines sollten Sie bei jedem Arztbesuch bedenken: Ihr Arzt ist eine Vertrauensperson und möchte Ihnen helfen. Die richtige Behandlung und Hilfe kann er Ihnen nur geben, wenn Sie offen und ehrlich seine Fragen beantworten und nichts beschönigen. Falsche Scham und Lügen helfen weder Ihnen für Ihre Gesundheit noch dem Arzt bei der Diagnose und der richtigen Behandlung. Seine Diät- und Arzneimittelverordnung sollten Sie in Ihrem eigenen Interesse genau befolgen. Denken Sie immer daran – es geht um Ihre Gesundheit, um Ihren Körper, um Ihr Wohlbefinden.

Offenes Gespräch mit dem Arzt

Winston Churchill antwortete einst auf die Frage, was er gemacht habe, um so alt zu werden: »No sports«. Er starb 1965 mit fast 90 Jahren – übergewichtig, rauchend und Alkohol trinkend. Churchill muß ebenso wie James F. Fixx immer wieder als Ausrede für bewegungsfaule, riskant und ungesund lebende Menschen herhalten. Fixx, der amerikanische Joggingpapst, Autor zweier Jogging-Bestseller, lief täglich mindestens eine Stunde und propagierte die These, daß regelmäßiges Laufen über lange Strecken ein langes Leben garantiere. Während einer Trainingsstunde fiel Fixx, gerade 52 Jahre alt, tot um. Churchill wie Fixx sind Ausnahmen. Extreme wie sie kommen immer und überall vor. Sie sollten uns keinesfalls als »Vorbild« dienen. Sport und Bewegung hilft nämlich mit, gesünder und länger zu leben. Erinnern wir uns an die in Österreich laufende Cholesterinaktion mit dem Titel »Fit statt Fett«! Bewiesen ist nämlich ganz eindeutig, daß sich die Arteriosklerose durch körperliches Training verhindern, ja sogar aufhalten läßt.

Zwei Extrembeispiele

Keine Vorbilder

Sportmediziner untersuchten den Einfluß von körperlicher Aktivität auf den Fettstoffwechsel und stellten folgendes fest:

Einfluß auf den Fettstoffwechsel

- Menschen, die sich weniger als normal (sportlich) bewegen, haben vermehrt erniedrigte HDL-Cholesterinwerte und erhöhte LDL- und VLDL-(Triglycerid-) Spiegel.
- Gleichzeitig findet man bei ihnen erniedrigte Werte des sogenannten Apolipoproteins A-1, das vor Arteriosklerose schützt.

- Bei Personen, die Ausdauertraining absolvierten, besserte sich der Fettstoffwechsel, die VLDL und LDL sanken ab, die »guten« HDL dagegen stiegen an.

Sport schützt vor Infarkt

Bei einer Untersuchung an früheren Harvard-Absolventen (Universität in den USA) zwischen dem 35. und 74. Lebensjahr war die Rate derer, die an einem Herzinfarkt starben, fast doppelt so hoch bei körperlich wenig aktiven Menschen wie bei den aktiven.

Nicht übertreiben!

Wer also daran interessiert ist, etwas für seine Gesundheit zu tun, einer Arteriosklerose vorzubeugen und die Risikofaktoren abzubauen, sollte unbedingt körperliche Bewegung in seinen Gesundheitsplan miteinbeziehen. Das heißt nicht, daß Sie nun plötzlich zu einem Leistungssportler oder Profi avancieren müssen, ganz im Gegenteil. Vorsicht ist geboten vor Übertreibung. Viele meinen nämlich, sie könnten nun mit extrem viel Sport besonders schnell viele Kilos abtrainieren und rasch den »guten« HDL-Cholesterinspiegel steigern. Nein, man muß leider eine ganze Menge tun, um ein Kilogramm Übergewicht abzutrainieren, nämlich 7000 (!) Kilokalorien verbrennen. Und das ist ganz schön anstrengend. Denn allein um 100 Kilokalorien – das entspricht 100 g Kalbfleisch, Bananen, Frischkäse (körnig, 20% Fett) oder etwa einem Viertel Wein – durch körperliche Bewegung abzubauen, müssen Sie

Abbau von 100 kcal

- 10 Minuten dauerlaufen oder joggen,
- 35 Minuten Wäsche bügeln,
- 19 Minuten Schwimmen oder Gymnastik treiben,
- 40 Minuten spazierengehen.

Normalisierung des Fettspiegels

Nun geht es ja nicht nur ums Abnehmen, sondern auch um eine Normalisierung des Cholesterin- und Triglyceridspiegels. Im übrigen, ist es nicht angenehm, wenn durch Bewegung und Sport allmählich der Bauch oder die Fettpölsterchen verschwinden, wenn man beim Treppensteigen nicht mehr anhalten und nach Luft schnappen muß, wenn man sich plötzlich irgendwie jünger und beschwingter fühlt? Welche Sportarten eignen sich nun als Vorsorgemaßnahmen? An erster Stelle stehen die sogenannten langfristig dynamischen Sportarten. Dazu zählen Radfahren, Schwimmen, Joggen, Skilanglaufen und – mit dem größten Effekt – Langlauf. Diese Sportarten sollten 3- bis 4mal pro Woche für mindestens 20 bis 30 Minuten ohne allzu große Anstrengung durchgeführt werden. Das heißt, besser etwas öfter Sport treiben und nicht bis zur völligen Erschöpfung trainieren.

Diese Sportarten sind geeignet

Keiner ist zu alt!

Wer nun meint, er sei zu alt, um einen Sport zu erlernen, dem sei gesagt, daß sich zahlreiche Sportarten auch für Anfänger etwas älterer Jahrgänge eignen: beispielsweise Golf, Tennis, Skilanglauf, Radfahren, Schwimmen, Wandern, Rudern, aber auch Joggen. Selbst tägliche Spaziergänge – mal in flotterem, mal in langsamerem Tempo mit Steigerungen – von ein bis zwei Stunden sind nützlich. In fast allen Orten gibt es inzwischen Fitneß- und Trainingsstudios, wo man unter Anleitung Muskel- und Fitneßtraining absolvieren kann. Diese Studios haben den Vorteil, daß die Geräte ganz individuell auf die persönliche »Fitneß« eingestellt und die persönliche Belastbarkeit allmählich gesteigert werden kann. Als Faustregel sollten Sie während der Belastungsphase einen Puls von 180 minus Lebensalter erreichen, um einen guten Ausdauertrainingseffekt zu erzielen. Mit welcher Sportart Sie diesen Effekt erreichen, ist relativ unwichtig. Wer genügend Zeit hat, dreimal pro Woche in ein Fitneß-Studio zu gehen, macht am besten ein »split-routine«-Training: Am ersten Tag trainiert man Brust und Rücken, beim zweiten Mal die Beine, dann Schultern und Arme, jeweils in vier Sätzen mit je acht bis zwölf Wiederholungen. Die Übungen müssen von Zeit zu Zeit variiert werden, da sonst aufgrund eines Gewöhnungseffektes das Muskelwachstum stagniert.

Tägliche Gymnastik

Wer lieber zu Hause etwas für seinen Körper tut, für den ist tägliche Gymnastik oder »Stretching« geeignet. Wichtig dabei ist, daß alle Muskelgruppen erfaßt werden und daß beim Stretching die Dehnung nicht ruckartig, sondern langsam erfolgt. Die Übungen sollten pro Muskelgruppe bis zu 30 Sekunden lang gemacht werden. Allgemein gilt jedoch, egal, ob Sie Sport, Gymnastik, Tanz oder sonst etwas machen: Es sollte Ihnen Spaß bereiten. Tun Sie, was Freude bringt, aber ohne Übertreibung. Denn es geht nicht nur darum, dem Leben mehr Jahre zu geben, als vielmehr auch den Jahren mehr Leben. Sport, Bewegung und körperliche Aktivität verbessern nicht nur ein gesundes Training Ihres Körpers, sondern helfen auch Ihrer Psyche, Ihrer seelischen Verfassung und Kontaktfähigkeit.

Es sollte Freude machen

Nicht geeignet für eine Arteriosklerosevorbeugung sind die sogenannten statischen Sportarten wie Gewichtheben und Ringen. Auch kurzfristig dynamische Sportarten wie Hoch- und Weitsprung, Kurzstreckenlauf, Kugelstoßen oder Speerwerfen haben nachgewiesenermaßen keine direkte Schutzwirkung auf das Arteriensystem, wobei man allerdings in Betracht ziehen muß, daß derartige Sportler stets ein bestimmtes Grundtraining ausüben.

Nun sind sicherlich viele der Ansicht, daß ihnen die Zeit für einen bestimmten Sport einfach fehlt. Oder Sie sind wirklich zu keiner Sportart zu bewegen, einfach, weil es ihnen keinen Spaß macht. Dennoch können Sie etwas für Ihren Körper und für Ihre Gesundheit tun:

Tips für den Alltag

- Benutzen Sie statt des Aufzugs die Treppe.
- Machen Sie in der Mittagspause etwas Gymnastik oder einen Spaziergang in flottem Tempo.
- Gehen Sie auch einmal zum Einkaufen, anstatt mit dem Auto genau vor das Geschäft zu fahren.
- Wer von Berufs wegen viel auf Reisen sein muß, findet in modernen Hotels Gymnastik- und Trainingsräume, oft auch Schwimmbad, Whirlpool und Sauna. Nützen Sie diese Einrichtungen.

Bewegung während der Geschäftsreise

Und hier noch ein paar Anregungen, wie Vielbeschäftigte und Leute auf Geschäftsreise dennoch etwas für ihren Körper tun können: Zunächst sollten der Kreislauf langsam »angeheizt«, die Muskeldurchblutung verbessert, Muskeln und Sehnen dehnbarer gemacht werden. Wie? Hüpfen, Traben auf der Stelle, Armkreisen, Rumpfbeugen, vorwärts, seitwärts usw. – fünf Minuten lang. Entspannen Sie, besonders bei langdauernder sitzender Tätigkeit, Ihre Muskulatur im Schulter-, Nacken- und Rückenbereich: Neigen Sie den Kopf nach hinten, zur Seite, nach vorn (Kinn auf die Brust); langsame Dreh- und Kreisbewegungen im und gegen den Uhrzeigersinn mit dem Kopf. Legen Sie sich auf den Boden, die Unterschenkel auf einen Stuhl, Knie und Hüften gebeugt. Entspannen Sie einige Sekunden, heben Sie dann Kopf und Schulter an, lassen sich wieder zurücksinken, anheben, entspannen. Drehen Sie sich in die Bauchlage, und heben Sie abwechselnd diagonal ein Bein und einen Arm an.

Drei Dinge sind wichtig

Entscheidend für die Vorbeugung einer Arteriosklerose sind drei Dinge:

- Beginnen Sie mit dem Körpertraining möglichst sofort.
- Trainieren Sie ausdauernd über längere Zeit – möglichst von jetzt ab immer. Eine Verbesserung des Stoffwechsels, beispielsweise ein Abfall der Triglyceride, hält auch dann noch an, wenn man das körperliche Training für ein oder zwei Tage unterbrechen muß. Körperliche Betätigung verbessert außerdem die Herz-Kreislauf-Leistung, auch Übergewicht kann damit beeinflußt werden.
- Und nicht zuletzt – Körpertraining sollte Ihnen Spaß machen und nicht zum Disstreß ausarten. Und eines ist sicher: Sie werden die körperliche Betätigung vermissen, wenn Sie nach einiger Zeit einmal damit aussetzen.

Ihr persönliches Sportprogramm

Wer unsicher ist, sollte auf jeden Fall mit seinem Arzt sprechen. Er wird entscheiden, in welchem Ausmaß und welche Sportart speziell für Sie geeignet sein könnte. Lieber täglich 10 Minuten als einmal pro Woche 70 Minuten.

Sie haben nun sehr viel über Cholesterin, über die schleichende Krankheit Arteriosklerose, über deren Risikofaktoren und die Folgeerkrankungen erfahren. Sie wissen, daß Arteriosklerose die Krankheits- und Todesursache Nummer 1 in unserer Gesellschaft darstellt, daß mehr Menschen daran sterben als zum Beispiel an Krebs. Sie wissen vor allem aber auch, daß Sie etwas gegen Arteriosklerose, gegen die Gefahr der Herz-Kreislauf-Erkrankungen, des Infarktes oder Schlaganfalles tun können. Ihnen ist bekannt, daß Sie durch gezielte Maßnahmen die Gefahr einer Arteriosklerose abwenden können. Vor allem wissen Sie nun auch, wie und was Sie unternehmen sollten.

Tun Sie selbst etwas!

Fassen wir noch einmal die wichtigsten Regeln zusammen, um Fettstoffwechselstörungen und Arteriosklerose vorzubeugen:

Wichtige Voraussetzung

- Lassen Sie Ihre Cholesterin- und Triglyceridwerte messen. Ihr Gesamtcholesterin sollte unter 200 mg/dl betragen, vorausgesetzt, Sie sind über 30 Jahre alt. Bei Jüngeren sollten die Werte bei 180 mg/dl liegen.
- Ihre Triglyceridwerte sollten ebenfalls weniger als 200 mg/dl betragen. Ihr Arzt wird die Laborwerte sicher mit Ihnen besprechen.
- Vorausgesetzt, Ihre Blutfettwerte liegen im Normalbereich: Lassen Sie sie dennoch mindestens alle fünf Jahre messen. Je früher, desto besser. Es empfiehlt sich, auch bei Kindern die Cholesterinwerte messen zu lassen.

– Kontrollieren Sie regelmäßig Ihr Körpergewicht. Liegen Sie im Normal- oder gar Idealgewichtsbereich? Bringen Sie zu viele Kilos auf die Waage, berechnen Sie den Kaloriengehalt Ihrer Nahrungsmittel und reduzieren Sie die Energiezufuhr.

Richtige Ernährung

– Stellen Sie Ihre Ernährung um, entwickeln Sie ein »Cholesterin-Bewußtsein«. Der Cholesterinanteil in Ihrer Nahrung sollte weniger als 300 mg pro Tag betragen. Vermeiden Sie stark cholesterinhaltige Lebensmittel wie Innereien, fette Fleisch- und Wurstsorten.

Weniger Fett

– Verzehren Sie täglich nur ein Gramm Fett pro Kilogramm Körpergewicht.
Achten Sie auf versteckte Fette in Wurst, Konditoreierzeugnissen, Eierteigwaren, Milchprodukten und Nüssen.
Das anteilige Fett in der Zusammenstellung ihrer täglichen Ernährung sollte höchstens 30% betragen.

Richtige Fettanteile

Diese 30% Fett sollten unterteilt werden in:

- ein Drittel (höchstens) gesättigtes oder tierisches Fett,
- ein Drittel einfach ungesättigte Fette (z.B. Olivenöl),
- ein Drittel oder mehr in mehrfach ungesättigte Fette.

– Kochen oder braten Sie so fettarm wie möglich.

Kohlenhydrate und Ballaststoffe

– Etwa 50 bis 60% Ihrer Ernährung sollte aus Kohlenhydraten bestehen, je ballaststoffreicher, desto besser.
– Essen Sie mehr Gemüse, Salate und frisches Obst, bevorzugen Sie Vollkornprodukte.

- Der Eiweißanteil Ihrer Nahrung sollte 10 bis 15% betragen. Ziehen Sie pflanzliches dem tierischen Eiweiß vor.
- Essen Sie zwei- bis dreimal pro Woche Fisch statt Fleisch, dabei besser Meerwasser- als Süßwasserfisch.

Fisch statt Fleisch

- Finger weg von Fischstäbchen, Fischkonserven und Fischburgern!
- Verwenden Sie keine nicht spritzenden Fette wie Kokosfett oder Palmöl.

Kein Kokosfett, wenig Salz

- Verbannen Sie den Salzstreuer vom Tisch!
- Bemühen Sie sich, andere Risikofaktoren auszuklammern oder wenigstens zu reduzieren: Rauchen, Übergewicht, Bluthochdruck, Streß, fehlende körperliche Aktivitäten.
- Sparen Sie mit Zucker, vermeiden Sie Süßspeisen, Torten, Zuckerwaren, Schokolade und gesüßte Getränke.

Wenig Zucker

- Reduzieren Sie Ihren Alkoholkonsum. Kalkulieren Sie die Kalorien von alkoholischen Getränken in Ihren Diätplan ein.
- Sollten Ihre Triglyceridwerte über 200 mg/dl liegen, ist Alkohol zunächst einmal gestrichen.

Vorsicht Alkohol

- Trinken Sie Wasser. Achten Sie bei Mineralwässern darauf, daß deren Natriumgehalt (Na) möglichst niedrig ist.
- Falls das Kantinenessen nicht Ihrer Ernährungsumstellung entspricht, bringen Sie sich etwas von zu Hause mit. Wurstbrote, Frikadellen mit Kartoffelsalat, heißer Leberkäse und kalte Koteletts vom Kiosk oder aus der nächsten Metzgerei werfen Ihren gesamten Fettstoffwechsel durcheinander.

Obst und Gemüse

- Essen Sie pro Tag drei Portionen Obst und viel Gemüse. Obst ist eine ideale Zwischenmahlzeit.
- Sollten Sie an Hochdruck oder Diabetes leiden, befolgen Sie genau die Diätvorschriften und die Einnahmeangaben für Ihre Arzneimittel, die Ihr Arzt Ihnen empfiehlt.

Auf Kalorien achten

- Bei normalgewichtigen Erwachsenen ohne überdurchschnittliche körperliche Belastungen soll die tägliche Kalorienzufuhr ca. 2200 Kilokalorien bei Frauen und etwa 2600 Kilokalorien bei Männern nicht überschreiten.
- Sollte Ihr Arzt Ihnen aus medizinischen Gründen Omega-3-Fettsäuren verschrieben haben, halten Sie sich genau an die vorgeschriebene Dosierung.

Körpertraining

- Bewegen Sie Ihren Körper regelmäßig, treiben Sie Sport, steigen Sie Treppen, anstatt mit dem Fahrstuhl zu fahren, laufen Sie wieder einmal, anstatt im Auto zu sitzen, gehen Sie zum Einkaufen. Ausdauer-Sportarten sind besser als solche Sportarten, die nur kurzfristige Anstrengungen verlangen.

Arzneimittel

- Hat Ihr Arzt Ihnen Medikamente (Lipidsenker) verschrieben, halten Sie genau die Dosierung und zudem die Diätvorschriften ein.
- Bauen Sie schlechten Streß ab, lernen Sie innerlich zur Ruhe zu kommen. Vermeiden Sie Extreme, gesund ist ein ausgeglichenes Mittelmaß.
- Nehmen Sie Rat und Hilfe Ihres Arztes an.

Cholesterinfreie und cholesterinarme Nahrungsmittel:

Brot
(Diät-)Margarine
Fruchtsäfte
Gemüse
Entrahmte Milch
Nichtalkoholische Getränke
Obst
Buttermilch
Getreideflocken
Joghurt (fettarm)
Wein
Kartoffeln
Quark (bis 20 % Fettgehalt)
Bier
Mehl
Öle (Sonnenblumen-, Olivenöl usw.)
Teigwaren (ohne Ei)

Nahrungsmittel mit mittlerem Cholesteringehalt (20 – 60 mg%):

Weißer Fisch (frisch oder Tiefkühlkost)
Eierteigwaren
Huhn
Käse (bis 30 % Fettgehalt)
Milch
Thunfisch
Makrelen (frisch)
Hering

Cholesterinreiche Nahrungsmittel (70 – 110 mg%):

Fleisch (rotes)
Sahne
Speck
Ente
Gans
Käse (über 30 % Fettgehalt)
Schinken
Backwaren (z. B. Nußkuchen)
Mayonnaise
Wurst

Nahrungsmittel mit höchstem Cholesteringehalt (über 150 mg%):

Innereien
Butter
Hirn (extrem hoher Cholesteringehalt)
Eigelb
Leber
Niere
Herz
Austern
Kaviar
Hummer

	kcal pro 100 g eßbarem Anteil	Eiweiß pro 100 g eßbarem Anteil	Kohlenhydrate g/100 g	Fett g/100 g	Cholesterin mg
Getreide-Erzeugnisse					
Brötchen, Semmel (Weizen)	258	8,0	53,0	1,5	0
Cornflakes	336	7,6	79,6	0,7	0
Eier-Teigwaren (Nudeln)	347	13,0	70,0	3,0	94
Gerste (Mehl, Vollkorn)	350	10,6	72,0	1,9	0
Haferflocken	363	13,8	63,3	7,0	0
Kartoffelstärke	336	0,6	83,1	0,1	0
Knäckebrot	318	10,0	66,0	1,5	0
Kräcker	450	11,0	70,0	14,0	0
Maisstärkemehl	346	0,4	85,9	0,1	0
Mischbrot	232	7,5	50,0	1,5	0
Maismehl (Vollmehl)	333	9,0	75,7	4,0	0
Müsli-Mischung	394	9,0	67,0	10,0	0
Naturreis	348	7,4	73,4	2,2	0
Paniermehl	349	13,0	72,0	1,0	0
Pizzateig	258	7,1	43,0	6,4	–
Popcorn	368	12,7	68,0	5,0	0
Pumpernickel	201	5,0	41,0	1,0	0
Reis, poliert, gekocht	106	2,0	24,0	0,2	0
Roggenbrot	222	7,5	47,5	1,4	0
Salzstangen, Salzbrezeln	389	11,0	75,0	5,0	0
Spaghetti, eifrei	362	12,5	75,2	1,2	0
Vollkornbrot (Roggen)	206	7,5	41,0	1,4	0
Vollkornbrot (Weizen)	208	7,5	41,0	1,5	0
Weizenkleie	149	16,0	20,5	5,0	0
Weizen-Toastbrot	262	7,5	48,0	4,5	0
Weizenmehl, Type 405	339	10,5	71,0	1,0	0
Zwieback, eifrei	380	10,0	73,1	4,0	0

	kcal pro 100 g eßbarem Anteil	Eiweiß	Kohlenhydrate g/100 g	Fett g/100 g	Cholesterin mg
Backwaren					
Biskuit (Löffel)	407	8,5	82,0	5,0	248,0
Blätterteiggebäck	422	8,0	30,0	30,0	71,3
Butterkeks	422	8,0	75,0	10,0	80,0
Hefegebäck, einfach	250	8,5	39,0	6,6	26,1
Mandelmakronen	376	5,0	35,0	24,0	1,0
Obstkuchen	223	3,0	37,0	7,0	45,9
Rührkuchen	418	6,0	49,0	22,0	133,9
Sahnetorte	365	5,0	30,0	25,0	32,5
Waffelmischung	472	5,0	68,0	20,0	131,3
Nüsse					
Cashew-Nuß	569	17,2	30,5	42,5	0
Erdnüsse geröstet	586	26,4	13,4	49,4	0
Haselnüsse	643	13,0	11,4	61,0	0
Kastanie, Marone	196	3,4	41,2	1,9	0
Kokosnuß	342	4,2	4,8	34,0	0
Leinsamen, ungeschält	435	24,0	6,0	35,0	0
Mandeln	599	19,0	9,3	54,0	0
Paranuß	668	14,0	3,6	67,0	0
Pistazienkerne	598	20,8	17,5	51,6	0
Walnüsse	666	15,0	12,1	62,0	0

	kcal pro 100 g eßbarem Anteil	Eiweiß	Kohlenhydrate g/100 g	Fett g/100 g	Cholesterin mg
Süßwaren					
Bienenhonig	325	0,3	81,0	0	0
Bonbons i. D.	388	–	97,0	0	–
Kakaopulver, stark entölt	272	24,0	17,0	12,0	0
Marmeladen i. D.	266	0,6	66,0	–	0
Vollmilchschokolade	526	8,0	56,0	30,0	2
Zucker	400	0	100,0	0	0
Alkoholika					
Altbier	43	0,5	–	–	0
Apfelwein	37	–	0,5	–	–
Bier (Export, Pils)	47	0,5	–	0	0
Diät-Vollbier	33	0,4	–	0	–
Rotwein, dtsch. Lage	74	0,1	0,5	–	–
Sekt	83	0,1	3,5	–	–
Weißwein	79	0,1	3,0	–	–
Weizenvollbier, hefehaltig	46	0,5	–	0	0
Alkoholfreie Getränke					
Alkoholfreies Schankbier	28	0,3	–	0	0
Apfelsaft	47	0,1	11,7	–	–
Cola	44	–	11,0	–	–
Grapefruit, ungezuckert	39	0,6	9,0	0,1	–
Johannisbeersaft, schwarz	54	0,4	13,0	–	–
Malzbier	48	0,4	–	0	–
Limonade	49	–	12,0	0	–
Traubensaft	69	0,2	17,1	0	–
Zitronensaft	35	0,4	0,8	0,2	–

Obst	kcal pro 100 g eßbarem Anteil	Eiweiß	Kohlenhydrate g/100 g	Fett g/100 g	Cholesterin mg
Ananas i.D.	95	0,4	23,0	0,2	0
Apfelsinen	44	1,0	9,5	0,2	0
Äpfel	50	0,2	10,9	0,6	0
Aprikosen	47	1,0	10,3	0,2	0
Avocado, roh	223	1,9	0,4	23,5	0
Bananen	81	1,1	21,4	0,2	0
Birnen	46	0,6	12,7	0,4	0
Brombeeren, roh	49	1,2	7,2	1,0	0
Erdbeeren	33	0,8	6,3	0,5	0
Hagebutten, roh	92	3,6	19,3	–	0
Heidelbeeren, roh	87	0,7	7,4	0,6	0
Himbeeren, roh	32	1,3	6,9	0,4	0
Holunderbeeren, schwarz, roh	45	2,6	7,4	0,5	0
Johannisbeeren, rot	38	1,1	7,9	0,2	0
Johannisbeeren, schwarz	49	1,5	10,3	0,2	0
Kirschen, sauer	50	1,1	11,7	0,4	0
Kirschen, süß	59	1,1	14,2	0,4	0
Kiwi	50	0,9	10,3	0,6	0
Litchi	73	0,9	17,0	0,2	0
Mandarinen	45	0,6	10,2	0,2	0
Melone, grün, roh	25	1,0	5,3	–	0
Nektarinen	53	0,9	12,4	–	0
Pampelmusen (Grapefruit)	43	0,6	9,0	0,2	0
Pfirsiche	39	0,7	9,4	0,1	0
Pflaumen	51	0,6	11,9	0,1	0
Rosinen	267	2,3	66,2	0,5	0
Sanddornbeeren, roh	90	1,4	5,2	7,1	0
Stachelbeeren	47	0,8	8,5	0,2	0
Weintrauben	73	0,7	16,1	0,3	0
Zitronen	40	0,9	8,0	0,5	0

	kcal	Eiweiß	Kohlenhydrate	Fett	Cholesterin
	pro 100 g eßbarem Anteil		g/100 g	g/100 g	mg
Kartoffeln, Gemüse					
Artischocke, roh	49	2,4	2,9	0,1	0
Auberginen	21	1,2	2,7	0,2	0
Bambussprossen	33	2,5	5,0	0,3	0
Blumenkohl, gekocht	23	2,1	2,0	0,2	0
Bohnen, grün, gekocht	27	1,6	4,4	0,3	0
Bohnen i. D.	23	1,2	3,9	0,1	0
Broccoli, roh	24	3,5	2,8	0,2	0
Champignons	15	2,7	0,7	0,3	0
Chicorée	11	1,3	2,3	0,2	0
Erbsen, grün, gekocht	68	5,4	10,4	0,5	0
Erbsen i. D.	56	3,6	9,4	0,4	0
Feldsalat	12	1,8	0,7	0,4	0
Grünkohl, gekocht	28	4,5	0,8	0,8	0
Gurken	13	0,6	2,2	0,2	0
Karotten, roh	27	1,1	5,2	0,2	0
Karotten i. D.	30	0,6	3,6	0,3	0
Kartoffeln o. Schale, gekocht	70	2,0	15,4	–	0
Kartoffelchips	539	5,5	40,5	39,4	0
Kohlrabi, roh	25	2,0	4,1	0,1	0
Kopfsalat	10	1,3	1,1	0,2	0
Kürbis, roh	25	1,0	5,0	0,1	0
Lauch	24	1,8	3,4	0,4	0
Mais i. D.	110	3,2	21,0	1,5	0
Meerrettich, roh	61	2,8	11,7	0,3	0
Paprika, roh	20	1,2	3,1	0,3	0
Pfifferlinge	23	1,5	0,2	0,5	0
Pommes frites	264	4,2	35,4	14,5	0
Radieschen	13	1,1	2,0	0,1	0
Rettich	10	1,0	1,9	0,2	0
Rhabarber	11	0,6	2,7	0,1	0

Kartoffeln, Gemüse	kcal	Eiweiß	Kohlenhydrate g/100 g	Fett g/100 g	Cholesterin mg
	pro 100 g eßbarem Anteil				
Kartoffeln, Gemüse					
Rosenkohl, gekocht	30	4,2	3,0	0,3	0
Rote Bete, gekocht	25	1,2	5,0	0,1	0
Rotkohl	21	1,5	3,2	0,2	0
Sauerkraut	16	1,5	2,4	0,3	0
Schnittlauch	38	3,6	1,6	0,7	0
Sellerie (Knolle)	22	1,7	2,3	0,3	0
Spargel	13	1,7	1,2	0,1	0
Spargel i. D.	13	1,9	1,2	0,1	0
Spinat, gekocht	12	2,3	0,5	0,3	0
Spinat, tiefgefroren	12	2,3	0,1	0,3	0
Tomaten	17	1,0	3,5	0,2	0
Tomaten i. D.	21	1,1	3,6	0,2	0
Tomatenmark, gesalzen	50	2,3	9,0	0,5	0
Weißkohl	22	1,3	4,6	0,2	0
Zwiebeln	33	1,3	6,2	0,3	0

	kcal pro 100 g eßbarem Anteil	Eiweiß	Kohlenhydrate g/100 g	Fett g/100 g	Cholesterin mg
Fleisch, Fleischerzeugnisse					
Bierschinken	235	15,5	+	19,2	85
Blutwurst	400	13,3	+	38,5	85
Bratwurst	342	12,7	+	32,4	100
Cervelatwurst	456	16,9	+	43,2	85
Corned beef, deutsch	141	21,7	+	6,0	70
Eisbein (Haxe)	194	11,6	+	16,4	70
Fleischwurst	297	13,2	+	27,1	85
Frankfurter Würstchen	272	13,1	+	24,4	65
Hackfleisch, halb und halb	216	22,5	+	14,0	65
Hammelfleisch ohne Fett	112	20,4	+	3,4	70
Hammelkeule	234	18,0	+	18,0	70
Hammelkotelett	348	14,9	+	32,0	70
Kalbfleisch (Keule)	97	20,7	+	1,6	90
Kalbsfilet	95	20,6	+	1,4	90
Kalbshaxe	98	20,9	+	1,6	90
Kalbskotelett	112	21,1	+	3,1	70
Kalbsleber	130	19,2	4,0	4,1	360
Kasseler	237	20,9	+	17,0	70
Leberkäse (Fleischkäse)	320	11,5	+	30,4	85
Leberwurst, mager	257	17,5	+	21,0	85
Mettwurst (Braunschweiger)	455	12,6	+	45,0	85
Mortadella	345	12,4	+	32,8	85
Münchner Weißwurst	287	11,1	+	27,0	100
Rinderlende	174	20,6	+	10,2	120
Rindfleisch (Hochrippe)	223	18,6	+	16,5	70
Rindfleisch (Tatar)	112	21,2	+	3,0	70
Rindsfilet	116	19,2	+	4,4	70
Schweinefleisch (Keule)	274	16,9	+	22,9	85
Schweinekotelett	193	19,0	+	13,0	70
Schweineschnitzel	156	20,8	+	8,1	70

	kcal pro 100 g	Eiweiß eßbarem Anteil	Kohlen hydrate g/100 g	Fett g/100 g	Chole-sterin mg
Fleisch, Fleischerzeugnisse					
Salami, deutsche	519	17,8	+	49,7	85
Schinken, gekocht, gesalzen	193	19,5	+	12,8	85
Schinken, ger., roh	383	16,9	+	35,0	100
Speck, durchwachsen	621	9,1	+	65,0	90
Geflügel					
Brathähnchen	133	20,6	+	5,6	81
Ente	227	18,1	+	17,2	70
Gans	342	15,7	+	31,0	75
Huhn (Suppenhuhn)	257	18,5	+	20,3	75
Puter, ausgewachsene Tiere	212	19,2	+	15,0	74
Puterbrust (Truthahn)	105	24,1	+	1,0	60
Wild					
Hase	113	21,6	+	3,0	65
Rehkeule	97	21,4	+	1,3	110

	kcal	Eiweiß	Kohlenhydrate g/100 g	Fett g/100 g	Cholesterin mg
	pro 100 g eßbarem Anteil				
Milch, Milcherzeugnisse					
Buttermilch	35	3,5	4,0	0,5	4
Camembert, 45 % Fett i. Tr.	285	21,0	–	22,3	71
Camembert, 60 % Fett i. Tr.	378	17,9	–	34,0	–
Crème fraîche, 40 % Fett	378	2,0	2,5	40,0	131
Dickmilch, 3,5 % Fett	61	3,3	4,0	3,5	11
Dickmilch, entrahmt	32	3,5	4,2	0,1	0
Doppelrahmfrischkäse, 60 % Fett i. Tr.	329	11,3	–	31,5	103
Hartkäse, vollfett, 45 % Fett i. Tr.	382	28,7	–	29,7	92
Hartkäse, Chester 50 % Fett i. Tr.	391	25,4	–	32,2	100
Joghurt, fettarm	44	3,4	4,1	1,5	5
Joghurt, 3,5 % Fett	61	3,3	4,0	3,5	11
Kefir	61	3,3	4,0	3,5	11
Körniger Frischkäse, 20 % Fett i. Tr.	102	12,3	3,6	4,3	–
Kondensmilch, 4 % Fett	128	9,4	13,3	4,1	13
Kondensmilch, 7,5 % Fett	133	6,5	9,6	7,6	25
Kondensmilch, 10 % Fett	176	8,8	12,5	10,1	33
Kondensmilch, entrahmt	83	8,2	12,1	0,2	2
Saure Sahne	117	3,1	3,7	10,0	33
Schlagsahne, 30 % Fett	309	2,4	3,4	31,7	109
Schmelzkäse, vollfett	270	14,4	–	23,6	80
Speisequark, mager	73	13,5	4,0	0,3	1
Speisequark, 20 % Fett i. Tr.	110	12,5	3,4	5,1	17
Speisequark, 40 % Fett i. Tr.	160	11,1	3,3	11,4	37
Trinkmilch, 3,5 % Fett	64	3,3	4,8	3,5	11
Vorzugsmilch, 4 % Fett	67	3,3	4,8	3,8	12

	kcal pro 100 g eßbarem Anteil	Eiweiß	Kohlenhydrate g/100 g	Fett g/100 g	Cholesterin mg
Milch, Milcherzeugnisse					
Weichkäse, (Limburger), 20 % Fett i. Tr.	183	26,4	–	8,6	31
Weichkäse, 30 % Fett i. Tr.	218	23,7	–	13,7	38
Weichkäse, 45 % Fett i. Tr.	267	22,4	–	19,7	71
Eier					
Hühnerei (Gesamtinhalt)	159	12,9	0,6	11,7	604
Hühnerei (Stück 58 g)	84	6,7	0,3	6,2	314
Fette und Öle					
Butter	754	0,7	0,7	83,2	240
Butterschmalz	897	0,3	0	99,5	340
Distelöl	899	0	0	99,9	0
Erdnußbutter (Paste)	611	26,1	19,0	47,8	–
Erdnußöl	895	0	0,2	99,4	1
Gänseschmalz	896	–	0	99,5	100
Halbfettmargarine	368	1,6	0,4	40,0	4
Kokosfett (gereinigt)	894	0,8	0	99,0	1
Lebertran	899	0	0	99,9	500
Maiskeimöl	890	0	0	99,9	2
Mayonnaise, 50 % Fett	490	0,5	5,0	52,0	52
Mayonnaise, 80 % Fett	727	1,1	3,0	78,9	142
Margarine	722	0,2	0,4	80,0	7
Olivenöl	899	0	0,2	99,6	1
Rindertalg	872	0,8	0	96,5	100
Schweineschmalz	898	0,1	0	99,7	86
Sesamöl	896	0	0	99,5	1
Sonnenblumenöl	898	0	–	99,8	5
Walnußöl	896	0	–	99,5	1

	kcal pro 100 g eßbarem Anteil	Eiweiß	Kohlenhydrate g/100 g	Fett g/100 g	Cholesterin mg
Fisch, Fischerzeugnisse					
Aal (Flußaal)	281	15,0	+	24,5	142
Aal, geräuchert	313	17,9	+	26,8	164
Austern	47	9,0	+	–	260
Barsch (Flußbarsch)	81	18,4	+	0,8	72
Bückling, geräuchert	224	21,2	+	15,5	90
Forelle (Bachforelle)	102	19,5	+	2,7	55
Heilbutt	101	20,1	+	2,3	50
Hering, mariniert	210	16,5	+	16,0	60
Hering (Matjesfilet)	267	16,0	+	22,6	60
Heringe in Soßen	204	14,8	2,4	15,0	42
Hummer	81	15,9	+	1,9	182
Kabeljau, Dorsch (Filet)	73	17,4	+	0,4	50
Karpfen	115	18,0	+	4,8	–
Kaviar, echt	244	26,1	+	15,5	300
Kaviar-Ersatz	115	14,0	+	6,5	–
Krabben in Dosen	92	17,4	+	2,5	100
Lachs, geräuchert	170	21,6	+	9,3	42
Lachs in Dosen	165	21,1	+	8,9	35
Ölsardinen, abgetropft	302	20,6	+	24,4	120
Rotbarsch, Goldbarsch (Filet)	105	18,2	+	3,6	38
Schellfisch (Filet)	73	17,9	+	0,1	60
Scholle	76	17,1	+	0,8	55
Seezunge	83	17,5	+	1,4	60
Thunfisch in Öl	283	23,8	+	20,9	32
Tintenfisch	68	15,3	+	0,8	170
Zander	83	19,2	+	0,7	–

– keine Angaben + in Spuren

entnommen aus: GU Nährwert-Tabelle 1992/93
von: Prof. Dr. I. Elmadfa et. al.

Deutsche Gesellschaft zur Bekämpfung
von Fettstoffwechselstörungen und ihren Folgeerkrankungen
DGFF (Lipid-Liga) e.V.
Belfortstraße 8
W-8000 München 80
Tel.: 0 89/4 80 28 81

Telefon-Ratgeber Lipide
Ein Service der Lipid-Liga
jeden Mittwoch von 13.00 – 15.00 Uhr
Tel.: 01 30/82 92 93 zum Nulltarif

Deutscher Verein für Gesundheitspflege e.V.
DVG-Zentralstelle
Senefelderstraße 15
W-7302 Ostfildern
Tel.: 07 11/41 30 75

Deutsche Gesellschaft für Ernährung e.V.
Feldbergstraße 28
W-6000 Frankfurt/Main 1
Tel.: 0 69/9 71 40 60

Bundeszentrale für gesundheitliche Aufklärung
Ostmerheimer Straße 200
W-5000 Köln 91
Tel.: 02 21/8 99 21

Deutsche Gesellschaft
für Prävention und Rehabilitation
von Herz- und Kreislaufkrankheiten e.V.
Stresemannstraße 3
(Bezirksregierung)
W-7400 Koblenz
Tel.: 02 16 1/30 92 31

Deutsche Herzstiftung e.V.
Hans-Thoma-Straße 10
W-6000 Frankfurt/Main 70
Tel.: 0 69/9 56 79 80

H

I

K

L

M

N

O

P

R

S

T

Bildquellen:

Farbtafel 3: Margarine-Institut für gesunde Ernährung, Hamburg
Farbtafel 4–6: Gedon & Reuss, Verlag und Agentur, München

Bereits erschienene Ratgeber

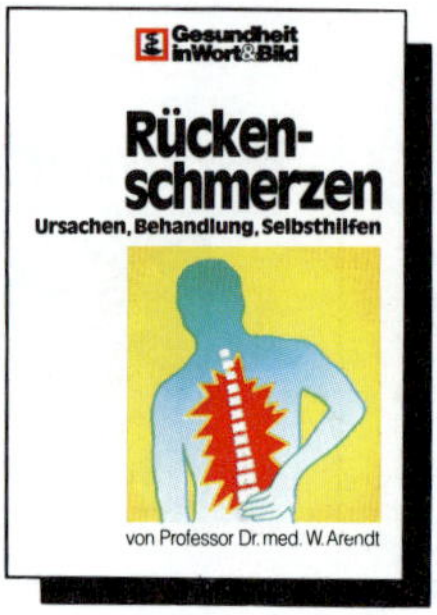

Rückenschmerzen sind mittlerweile die »Volkskrankheit« Nr. 1. Alles über die Ursachen, über Vorbeugung und Behandlung sagt Ihnen dieser Ratgeber.

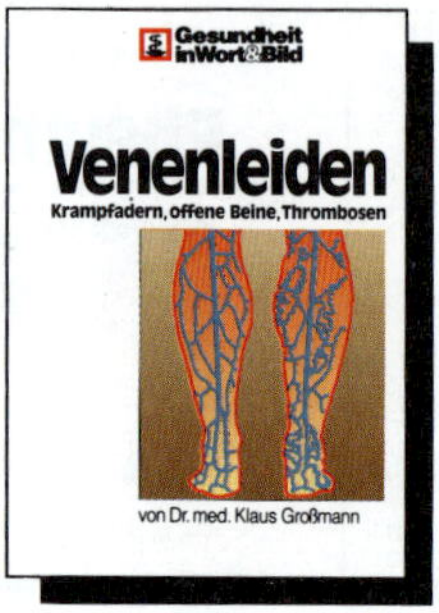

Leiden Sie unter geschwollenen Beinen und Krampfadern? Dieser Ratgeber erklärt wichtige Behandlungsmöglichkeiten und gibt Tips zur Vorbeugung.

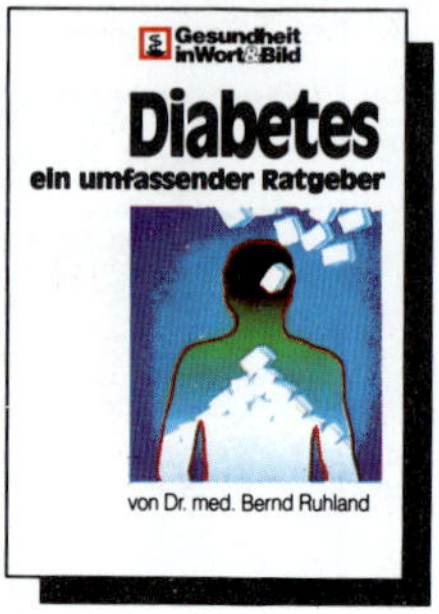

In diesem praktischen Ratgeber hat ein Facharzt für Diabetologie alles über Ursachen und Behandlungsformen der Zuckerkrankheit zusammengetragen.

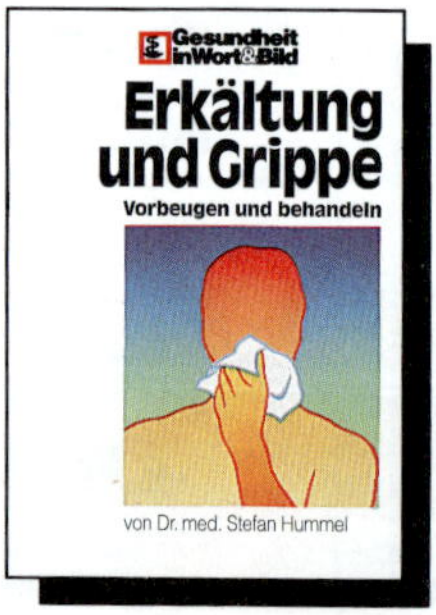

Wie Sie Ihre Abwehrkräfte stärken und eine Erkältung mit einfachen Mitteln behandeln können, erklärt Ihnen der ärztliche Ratgeber » Erkältung und Grippe«.

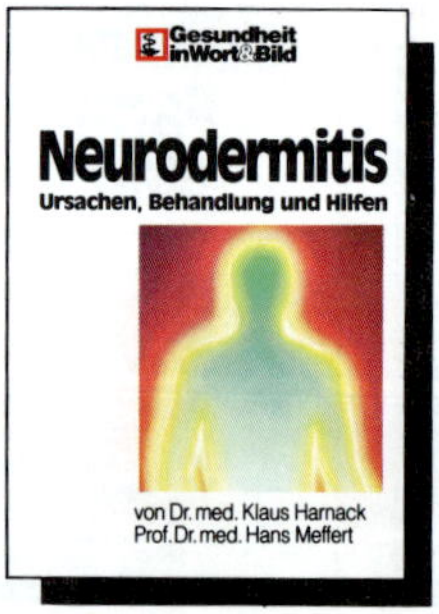

Der Ratgeber gibt Auskunft über die verschiedenen Behandlungsmöglichkeiten und zeigt Ihnen, wie Sie mit dieser chronischen Krankheit besser leben können.

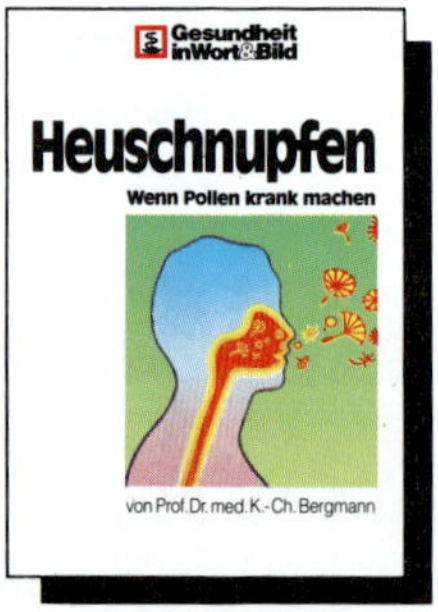

Der Ratgeber informiert Sie über die allergieauslösenden Pollen, ihre Flugzeiten und ihre Wirkungsweise. Er nennt Vorbeugungs- und Behandlungsmaßnahmen.

Weitere Bände sind in Vorbereitung – fragen Sie hierzu in Ihrer Apotheke nach, oder beachten Sie die Anzeigen in der »Apotheken Umschau«!

WORT & BILD VERLAG

Wort & Bild Verlag • Postfach 70 20 69 • 8000 München 70